¿Dolor de

La Solución & Prevención

QUINTA EDICIÓN
Revisado y Ampliado

Por

JOHN M. KIRSCH, M.D.

EL INSTITUTO KIRSCH PARA
SHOULDER RESEARCH LLC
IN ASSOCIATION CON BOOKSTAND PUBLISHING

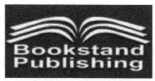

www.kirschshoulder.com   www.bookstandpublishing.com

Publicado por
The Kirsch Institute for Shoulder Research LLC
En Asociatión con Bookstand Publishing

4823_1

ISBN 978-1-63498-999-2

Primera Edición enero 2010
Segunda Edición febrero 2011
Tercera Edición marzo 2012
Cuarta Editión enero 2013
Quinta Editión julio 2019

"Afirmemos lo que Parece ser la Verdad"

– Plato, *"La Republica,"* Bk. VIII

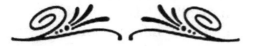

"La ciencia se trata de definer verdades sobre la naturaleza, a través de experimentos o experiencias."

– Richard Feynman, Fisico Nuclear

Mi propósito al escribir este libro para el público es empoderarlo para restaurar y mantener la salud de sus hombros y ayudarlo a evitar terapias y cirugias innecesarias. Esta sensación de empoderamiento le permitirá controlar su propio programa de ejercicios sin la resistencia refleja que ocurre cuando otra persona intenta estirar sus hombros o dirigir su programa de ejercicios.

Además, deseo atraer su atención a la gran cantidad de cirugías de hombre realizadas que no brindan ningún beneficio y que tienen riesgos de complicaciones graves. Por ejemplo, los estudios han demostrado que la cirugía de hombros es más comunes de lo pendado y la descompresión subacromial (SAD) con su costo exorbitante, además de sus complicaciones. Esta no es la manera más efectiva para aliviar esta condición médica o el programa adecuado para la recuperación del área afectada. Esto se discute más en detalle adelante en el libro. Al leer este libro, tenga en cuenta que la información en este libro refleja la opinion de un cirujano ortopédico. Es posible que prefiera consultar a su propio médico si lo considera necesario.

Los ejercicios en el libro son simples.

La investigación para el libro no lo fué.

CONTENIDO

Agradecimientos

Con agradecimiento a mi esposa Joy por su aliento y creencia en la importancia de este libro. También a mi hija Lorelei por actuar como modelo; y a la señor Enoch Melgarejo de Mexico y a Berit Stevens de Madison Wisconsin por hacer posible esta edición en español por su ayuda y a todos los que han validado el programa de ejercicios en el libro restaurando la salud de sus propios hombros.

Introducción

Este libro trata sobre un ejercicio que cura el hombre y una nueva articulación en el cuerpo humano, la "articulación acomiohumeral." Debido a la importancia de descubrir esta articulación, la he repetido muchas veces a lo largo del libro.

Al enganchar esta articulación colgando de una barra superior, el hombro se cura y se mantiene. El resto del libro es mi explicación de cómo se mantiene esta parte del cuerpo. El resto del libro es mi explicación de cómo y por qué funciona. Al principio, el ejercicio puede parecer contrario a la intuición porque es doloroso. Después de un tiempo, el dolor desaparece y se reemplaza por una sensación de bienestar.

¡El ejercicio de colgar el cuerpo de manera inversa, no es una panacea! El ejercicio para colgar no se recomienda para personas con hombros inestables u osteoporosis severa. Si tiene dolor en el hombro que no se explica durante varias semanas, es aconsejable obtener un diagnóstico de su médico.

Han pasado cinco años desde que escribí la cuarta edición de este libro. Siguiendo el consejo de familiares, amigos y criticos, decidi que era hora de actualizer el libro. He agregado muchos testimonios y algunas imágenes útiles. También he actualizado el sitio web www.kirschshoulder.com. Aunque no es necesario que el lector estudie o entienda las imágenes para beneficiarse de los ejercicios, creo que la mayoria se beneficiará al verlas.

Escribí est libro para el público y los profesionales médico que ofrecen un programa de ejercicios que restaura y mantiene la salud del hombro sin necesidad de píldoras, terapía o cirugía. Cuando me dí cuenta de que podía ayudar a las personas e evitar cirugías innecesarias. La redacción y publicación de libro se convirtió en una obligación moral. Cuando me gradué de escuela de medicina hice el juramento de Hipócrates, en esencia:

"A aquel que me enseñare este arte, lo apreciaré tanto como a mis padres, compartiré con él lo que posea y le ayudaré en caso de necesidad. A sus hijos los tendré por hermanos míos, y, si desean aprender este arte, los iniciaré e instruiré en el mismo, sin percibir por ello retribución alguna ni obligarles con ningún compromiso. Dictaré según mi leal saber y entender prescripciones dietéticas que redunden en beneficio de los enfermos, y trataré de prevenirles contra todo lo que pueda serles dañino o perjudicial."

En 2004 escribí un artículo académico sobre el hombre y lo presenté para su publicación. Luego, meses después, al descubrir que no se publicaría, se convirtió en un imperativo moral escribir este libro para el público. Tuve acceso al escáner de tomografia computarizada (CT) y un programa informático que me permitió capturer editar y guarder las imágenas de tomografia computarizada que están en el libro. Ya sabía que colgar de una barra me curaba los hombros, pero no sabía porqué. Mi propósito al hacer las tomografias computarizadas era aprender qué sucede con la anatomía del hombre cuándo una persona se cuelga de una barra y poder transmitirle este conocimmiento al público.

Después de estudiar estas imágenes, me dí cuenta de que había descubierto una nueva articulación en el hombro, la "articulación acromiohumeral." Esta articulación nunca antes había sido descubierta, nombrada, imaginada o explicada. Es mediante la activación de esta articulción haciendo el ejercicio de colgar el cuerpo que se puede sanar mantener y restaurar la salud de tus hombros.

He incluido las imágenes de tomografia computarizada de esta articulación en el libro para que pueda visualizar lo que está sucediendo mientras realiza los ejercicios que restablecerán sus hombros. Estos escaneos presentan la anatomía del hombro en imágenes y videos en 3D que le serán muy útiles.

Sin estas imágenes, la justificación del programa de ejercicios sería mera especulación. Con las imágenes de CT se valida el ejercicio de colgar. Estas imágenes han desbloqueado el misterio de la biomecánica del hombro. Los videos de estas imágenes están disponibles en el sitio web www.kirschshoulder.com y YouTube bajo el Dr. John Kirsch.

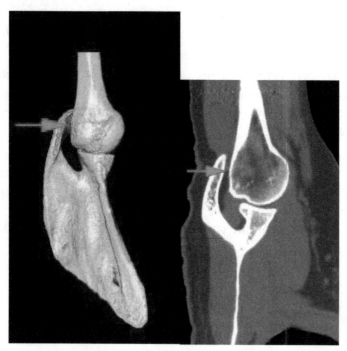

Fig. 1 Estas dos imágenes muestran la articulación acromiohumeral (flechas rojas), la nueva articulación en el hombro que es visible cuando se realiza el ejercicio colgante simulado en un escáner CT.

Esta articulación, la articulación acromiohumeral, le permite sanar y mantener los hombros colgando de una barra. El húmero se apoya y dobla el acromion, de esta forma se estira el ligamento coracoacromial.

Muchos preguntan por qué no publiqué esta información en una revista científica, pero decidí escribir un libro para el público de lo contrario esta información nunca llegaria a las personas que pueden benficiarse de esta información. Son los individuoas con dolor de hombre quienes necesitan la informción ahora.

 Despúes de escribir la cuarta edición, esperaba que los cirujanos ortopédicos encontrarán el libro como una opción médica para que sus pacientes intentarán los ejercios que se recomiendan en las páginas del libro antes de reurrir a la cirugía. Algunos fisioterapeutas, entrenadores y quiroprácticos están utilizando los ejercicios con buen éxito para sus pacientes y atletas.

Un viejo proverbio latino, *la repetición es la madre del aprendizaje* y nos dice que debemos repetir lo que deseamos aprender. Siguiendo esta regla, he repetido parte de la información del libro.

Hay muchas fotos y descripciones de la anatomía de hombro en el libro que pueden parecer difíciles de entender para muchos. Pero a medida que lea el libro, creo que encontrará que este material no es tan dificil de comprender. He hecho todo lo posible para simplificar y explicar la anatomía complicada.

Prefacio

El modelo ilustrado en la Fig. 2 en la página siguiente y en la cubierta la persona se está colgando de una barra superior. Este es el ejercicio que rehabilitará sus hombros, aliviará el síndrome de presión subacromial, el hombro congelado, evitará pellizcar y desgarrar el manguito de los rotadores, y también aliviará el dolor de la parte inferior al descomprimir los espacios del disco.

Junto con el simple levantamiento de pesas, el ejercicio colgante mantendrá la salud de sus hombros y en la mayoría de los casos hará innecesarias las pildoras, la terapía y la cirugía. No todos podrán hacer el ejercicio de suspensión en la barra por completo. Al principio, algunos colgarán peso parcial manteniendo los pies en el piso.

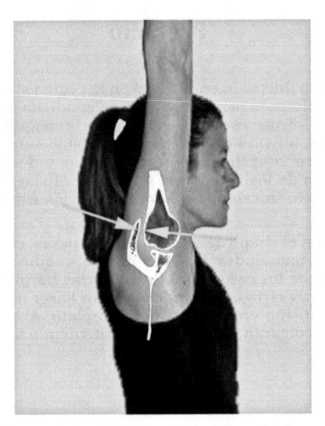

Fig. 2 Este es el ejercicio que estira el arco del ligamento y el hueso; el arco coracoacromial, el arco CA (véanse **Fig. 3** y **Fig. 68**), si no se estira el área puede causar dolor en el hombro y las lesiones en el manguito rotador. Una imagen de corte de tomografia computarizada del hombro realizada en la posición estimulada para realizar el estiramiento del hombro. El modelo del ejercicio representa lo que llamamos la la biomecánica de la acción del hombro. En esta figura, observe cómo el humerus está posicionado para apoyarse contra la parte del acromion perteneciente al hombro (flechas amarillas, acromion en a la izquierda, húmero a la derecho). El espacio entre las flechas amarillas es la nueva articulación del hombro, la articulación acromiohumeral. Es la presión aplicada al acromion por el húmero mientras se cuelga lo que mantiene la salud del hombre. La evidencia muestra que colgarse de una barra alivia los sintomas del choque subacromial, la lesión del manguito rotador y el hombre congelado.

El Arco Coracoacromial
(El Arco de CA)

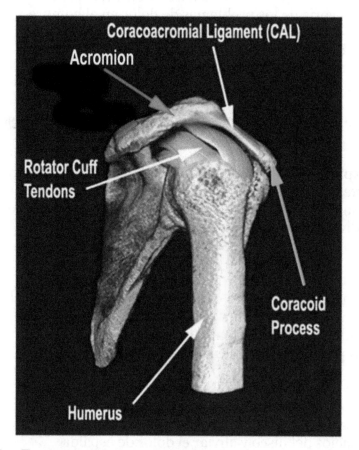

Fig. 3. Es esencial comprender el arco de CA. Es esta estructura la que se deforma con el tiempo, la gravedad, la negligencia, y luego presiona las estrructuras de abajo, causando daños en el manguito de los rotadores y la bolsa subacromial. El arco CA: flech blanca, ligamento coracroacromial, flecha verde, el proceso coracoideo (parte saliente de un hueso).

Seis Aspectos

1. **Hecho:** Colgarse de una barra y levantar pesas ligeras alivia la mayoria de los problemas de dolor en el hombre.

2. **El Programa de Ejercicios:** colgarse de una barra y levantar pesas ligeras alivia la mayoria de los problemas de dolor en el hombro.

3. **Teoria:** mi teoria es basada en un programa de ejercicios que alivia el dolor del hombro.

4. **Explicación:** esta es una articulación en el hombro nunca antes identificada, la articulación acromiohumeral. El mantener esta articulación en buen estado implica que el individuo se cuelgue de una barra de curación y de esta manera evita lesiones en el hombro.

5. **Redundancia:** existe una redundancia en el cuerpo humano que permite que otras estructuras tomen el control cuando se pierde una. Otros músculos pueden hacerse cargo cuado se rompe el manguito de los rotadores. La naturleza nos proporciona copias de seguridad.

6. **Aliviar el Dolor de Espalda:** colgarse es el único ejercicio que puede estirar la columna vertebral de manera segura impartiendo una fuerza de tracción para descomprimir los espacios del disco y aliviar el dolor de espalda.

El Estudio de Kauai

En Marzo de 2012 presenté el primer estudio académico de mi investigación en la primera reunión combinada australiana/estadounidense de las sociedades de manos y extremidades superiors en Kauai, HI. El estudio incluyó a 92 sujetos con problemas de dolor de hombro que utilizaron el programa de ejercicios del Instituto Kirsch para tratar su dolor de hombro. Muchos de estos sujetos habían estado sufriendo de dolor de hombro durante años probando otros métodos de tratamiento sin éxito. Muchos habían sido aconsejados para someterse a una cirugía.

Los sujetos en el estudio tenían el siguiente diagnóstico:

- **Sindrome de Presión Subacromial:**   70
- **Rotura del Manguito Rotura:**   16
- **Hombro Congelado:**   4
- **Osteoartritis Glenohumeral:**   2

Una mujer de 70 años, fue programada para cirugía total de hombro. La radiografía de su hombro se muestra en la página siguiente. Debido a los excelentes resultados del programa de ejercicios para el hombro, ya no sigo grabando y compartiendo los estudios de los casos, pero todavía estoy escribiendo y contestando preguntas a los lectotores que tienen problemas de dolor de hombro en kirschinstitute@gmail.com.

Osteoartritis

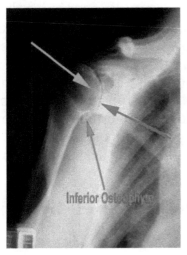 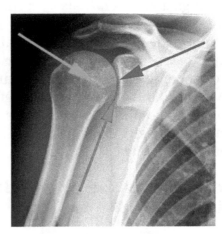

Inferior Oste...

Fig. 4   **Fig 5**

Fig. 4 y **Fig. 5** son imágenes de rayos X. En la **Fig. 4**, el sujeto de 70 años. Obsérvese el espacio articular reducido y la pérdida de cartílago articular reducido (cartílago articular glenohumeral [GH]) flecha azul, osteofito inferior (espuela) flecha roja, húmero, flecha verde. Compare esta imagen con la **Fig. 5** a la derecha, un hombro normal. La articulación glenohumeral con espacio normal en el cartílago: flecha roja, húmero, flecha verde y superficie de la cavidad glenoidea normal, flecha azul.

En la **Fig. 4** El sujeto de 70 años. Obsérvese el espacio articular reducido y la pérdida de cartilage articular glenohumeral (GH) fleche azul, osteofito inferior (espolón), fleche roja, fleche verde de humero. Compare esta imagen con la **Fig. 5** a la derecha, un hombro normal. La articulación glenohumeral con espacio normal en el cartilage: fleche roja, el humero, fleche verde y la superficie de la cavidad glenoidea normal fleche azul.

Este sujeto tenía osteoartritis (desgaste) de la articulación glenohumeral (GH). No obstante, la causa de su dolor no fue la artritis, sino el de choque subacromial severo (SIS) y la debilidad de los tendones y músculos del manguito rotador. La persona comenzó a levantar pesas y colgarse de la barra, canceló la cirugía, un año después ya no sentía dolor alguno. Esta persona regresó al esquio campo travisa y siguió mejorando hasta que pudo cambiar manualmente velocidades de su carro. Ella pudo observar "que pequeñas cosas pueden significar mucho, pero no tener cirugía significaba mucho más"

El hecho de que este paciente respondiera al ejercicio colgante a pesar de la presencia de osteoartritis de la articulación glenohumeral. Esto presenta un desafio para los cirujanos que realizan cirugía de reemplazo de hombro. El hombro no es una articulación que soporta peso como la cadera. Para la cadera no hay otra opción. Para el hombro, una persona usa la gravedad para aliviar el dolor en el hombro. La mayoría de las personas con dolor en el hombro tienen el síndrome de la presión subcromial o la enfermedad del manguito rotador. La cirugia de hombro debe retrasarse hasta que el paciente haya intentado el ejercicio colganate.

¡La Gravedad es Gratis!

¿O es la gravedad realmente libre? No, la gravedad es una maldición. Nos empuja hacia abajo y nos mantiene firmemente plantados en la tierra, pero al mismo tiempo aplica una fuerza destructiva en nuestras caderas, rodillas, columna vertebral y hombros. No hay mucho que podamos hacer para escaper de esta fuerza.

Podemos minimizer el daño a nuestras caderas y rodillas mainteniendo el peso corporal ideal, pero para vencer el daño a nuerstros hombros debemos tener ua alternative: colgar de un soporte o barra superior. Cuando colgamos (brachiate) revertimos la fuerza destructive de la gravedad y paradójicamente usamaos la gravedad para restaurar la salud de los hombros. Como verá en las páginas siguientes muchas partas del hombre se estiran al limite al colgar, una actividad humana normal.

Una Palabra Sobre Inversión Colgando

Las personas han estdo colgadas en una posición invertida (al revés) desde 3000BC. Hipócrates, el padre de la medicina recomendó colgar invertido en 400BC Desde entonces, mucos otros han recomendado el ejercicio sin evidencia de ningún beneficio duradero. Muchos fabricantes han promovido el uso de sus máquinas de inversion. La industria ha florecido hasta el presente. Puede haber algunos riesgos serios involucrados con la suspension de la inversion y debe ser evitado por aquellos que no gozan de la major salud. Colgar de una barra con las manos no tiene riesgos para la salud, restaura los hombros y descomprime la columna vertebral.

La Técnica de Exploración por Tomografia Computarizada (CT) para Simular la Posición de Suspensión

Con el fin de comprender por qué el ejercicio de suspension es tan efectivo, realicé tomografias computarizadas del hombro de sujetos vivos, algunos en una posición de suspensión simulada y en otros grados de elevación de brazo. Estos estudios presentan el hombro en formatos esqueléticos y de tejidos blandos. El formato de tomografia computarizada permite un estudio mucho más preciso del cuerpo vivo que los estudios de cadáveres ya que la anatomia permanece intacta y de hecho esta "viva." El estudio de los videos en 3D mejorará su comprensión de la anatomia del hombro y a dinámica del ejercicio colgante. Puse algunos de los videos e imágenes disponibles en el sitio web del instituto www.kirschshoulder.com

La posición de suspensión se simula, ya que no es posible realizer tomografias computariadas (CT) en una posición de suspensión vertical. Utilizando software de análisis y edición de computadora capture, edité y guarde las imágenes. Ver esatas imágenes. Ver estas imágenes deberia permitirie comprender cómo el ejercicio colgante restaura y mantiene la salud de sus hombros.

No hay otra investigación que haya estudiado el hombro en una posición colgante como en este libro. Esta fue la primera vez que se realizó una radiografia o escaneo del hombre en una posición colgante. Esta fue la primera vez en la historia de la ciencia o la medicina que se descubrió, grabó, nombró o explicó la articulación acromiohumeral.

Creo que el lector promedio deberia poder entender la anatomia tal como se presenta. Las imágenes esqueléticas son sencillas. Las imágenes de "corte" o "axial" pueden ser confuses al principio, pero con algún estudio debería ser comprensible. La imagen de cordte no es diferente de cortar una rama de árbol y contar los anillos. Esa seria la anatomia de un árbol, un rebanada de un árbol visto en el extremo.

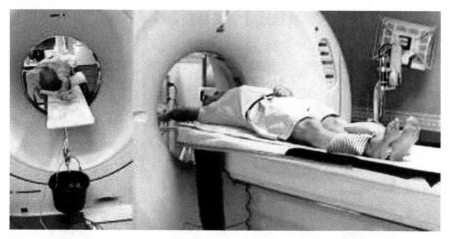

Fig. 6 Le técnica utilizada para similar la posición superior euspendida. El sujeto y ace en decúbito supine en la cama del escáner sosteniendo una cuerda con un peso de 60lb. Esta posición permite una simulación cercana de la anatomia en a posición vertical para colgar. La tomografia computarizada toma 45 segundos, mientras que una resonancia magnética tarda 45 minutos. Seria bastante dificil para un sujeto soportar el peso durante tanto tiempo.

Algunas Imágenes de Tomografia Computarizada Editadas Después del Escaneo

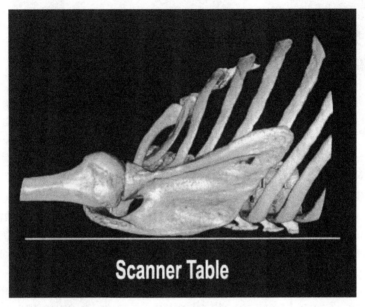

Fig. 7 Hombro y costillas en posición supina simulando colgar después de una edición limitada Esta imagen muestra el esqueleto del hombre y el pecho mientras está acostado en el escáner con un peso de 60lb.

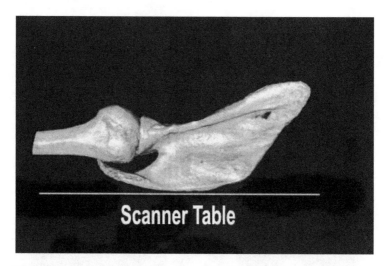

Fig. 8 Hombro simulando colgar con más edición.

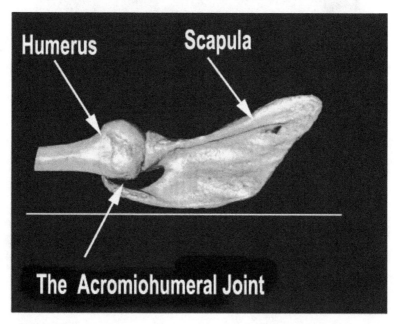

Fig. 9 Hombro en el escáner que muestra la nueva arti-
Latión en el hombre, la articulatición "acromiohumeral."

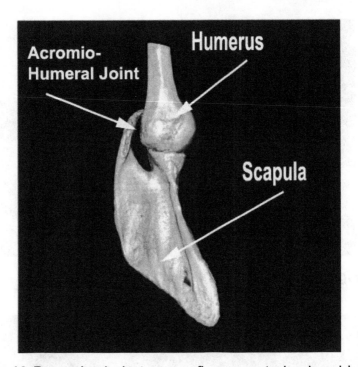

Fig. 10 Después de la tomografía computarizada, el hombro tiene esta apariencia al colgar.

Imágenes sin Procesar Capturadas con el Escáner CT Antes de Editar

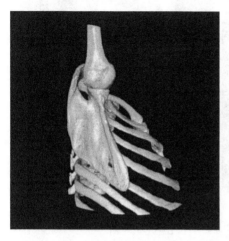

Fig. 11

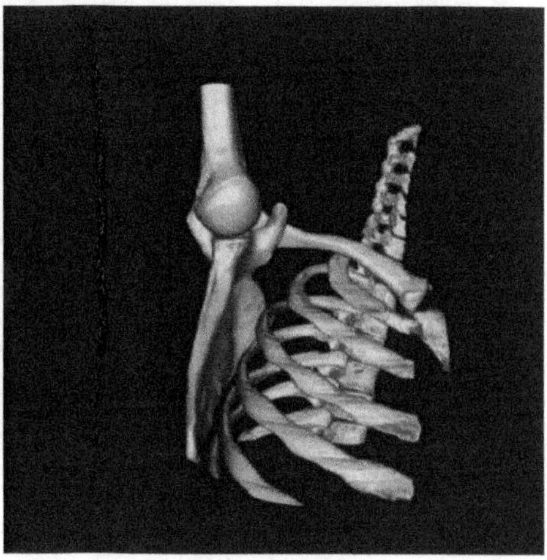

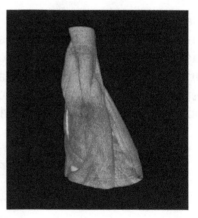

Fig. 12

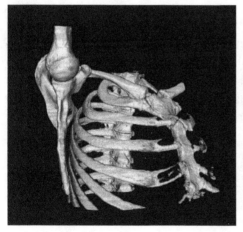

Fig. 13

Fig. 14

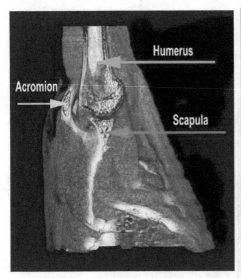
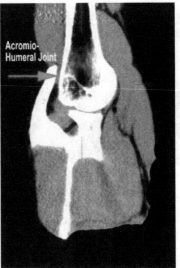

Fig.15   **Fig. 16**

Estas figuras demuestran el tipo de imágenes capturadas con el escáner CT antes de editar. Muestran las estructuras de los hombros mientras simulan colgar de una barra.

Después de la tomografía computarizada, los archivos de imágenes se descargaron, estuidiaron y editaron, guardando las imágenes que mejor explican la anatomía del hombro en una posición colgante. En la **Fig. 15**, una imagen de CT de tejido blando simulando colgar. En la **Fig. 16**, la articulación acromiohumeral, la nueva articulación del hombro (flecha roja).

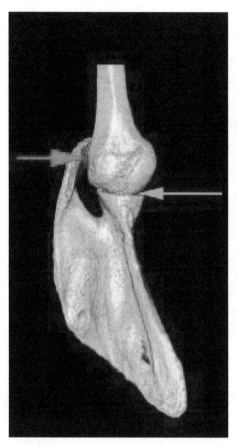

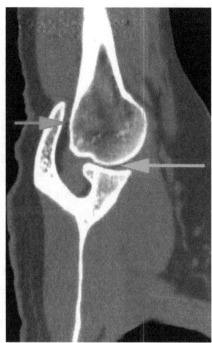

Fig. 18

Fig. 17

Tomografia computarizada de hombro tomada en una posición simulada de suspensión después de la edición **Fig. 17**, vista 3D, **Fig. 18**, vista de corte sagittal. Estas imágenes se explican y repiten a medida que lee el libro. Flechas rojas: la articulción acromiohumeral. Flechas verdes: la articulación glenohumeral.

He descubierto que el hecho de no ejercer la articulación acromiohumeral es la principal causa de dolor de hombro en el adulto. Mi investigación ha demostrado que el alivio de este dolor casi siempre se puede obtener con un programa de ejercicio simple y casi nunca requiere intervención quirúrgica. Los hallazgos de una rotura del manguito de los rotadores casi siempre son relacionados con el desgaste (desgaste) y la edad.

Testimonios

Los testimonios / reseñas de libros son historias contadas por personas que relatan sus experiencias. Los lectores han comentado que desearían que hubiera más testimonios / reseñas en el libro, por lo que he agregado estos para esta edición. Leer las experiencias de las personas que usaron los ejercicios del libro para aliviar el dolor de hombro es probablemente la mejor manera de apreciar el poder del programa de ejercicios. Estos testimonios se toman principalmente de las reseñas de libros de Amazon. Muchos me han contactado personalmente en kirschinstitute@gmail.com relatando su entusiasmo por el programa de ejercicios que resolvió sus problemas de hombro en días, semanas o meses sin píldoras, terapia o cirugía. Los muchos lectores que relacionan su éxito con el programa de ejercicios, más que ninguna otra evidencia valida el programa. Espero que al leer estas historias se lo aliente a perseverar con el programa de ejercicios.

SB 2019 Estimado Dr. Kirsch, Muchas gracias por su increíble libro e investigación sobre el dolor de hombro. He comenzado a utilizar su técnica de colgar con gran éxito en mi práctica de fisioterapia.

* * * * *

2018 Rob S. en el Reino Unido "¡Absolutamente increíble!" "Tengo 77 años. Tenía un manguito rotador roto, artritis severa, pinchazo, prácticamente todo lo que puede estar mal en el hombro. Vi a un cirujano que dijo que pasaban tantas cosas en mi hombro que decidió no operar porque, incluso si reparaba el manguito, era probable que se volviera a romper. Se puso cada vez peor; no podía levantar el brazo por encima de la horizontal, no podía dormir de ese lado, no podía usar el mouse de la computadora, etc., etc. Desesperado, compré este libro y seguí religiosamente su consejo. Tenga cuidado, el dolor inicial de la horca está fuera de este mundo, ¡pero debe ser soportado! ¡Absolutamente increíble! Estoy totalmente curado! En solo un par de sesiones pude incluso dormir en el lado afectado. El hombro es un poco ruidoso, pero ahora NO hay dolor. De vuelta en el gimnasio y haciendo ejercicios que no había podido hacer durante años. Tan fuerte como el otro hombro. Dios bendiga al Dr. Kirsch. Si el manguito de los rotadores todavía está roto, no me molesta. El Dr. Kirsch dice que otras estructuras se hacen cargo. Ciertamente tienen en mi caso. Cuelgo un mínimo de dos sesiones de 35 segundos al día. Con respecto al crítico que se queja de que el libro trata solo de una cosa, colgar de un bar; ¿Por qué importa eso si el método funciona? Funciona! Absolutamente sorprendente, una cura total y casi instantánea para un problema muy grave ."

* * * * *

PDX123 2018 "Muy rápidamente me devolvió al tipo de vida que pensé que había perdido para siempre". "Actualización de un año: sigue siendo un milagro; ¡y esta anciana luchará a todos los detractores! Si aún no estás colgando, pero te estás tomando el tiempo de leer esta reseña, solo compra el libro. Honestamente, no me cuelgo todos los días, todavía no tengo una barra real, pero colgar ocasionalmente ha mantenido mis hombros en pleno funcionamiento y sin dolor durante un año. Realmente se siente bien para mi espalda, también, cuando me duele todo el trabajo pesado que hago. Revisión de 6 meses: ¡Milagro total para un no creyente! El libro parece raro, pero cómpralo. Sabiendo lo bien que funciona, esto valió una fortuna para mí. Fueron otros revisores aquí y en YouTube los que me convencieron de probar esto después de 10 meses de dolor y limitaciones en la vida debido a la rotura del manguito rotador y el hombro severamente congelado, por lo que agregaré mi testimonio como un ex escéptico. Sí, una sinopsis de una palabra es precisa: HANG. Si está leyendo esta reseña y aún no ha reformado sus hombros colgándose, compre el libro de Dang, léalo, critíquelo en su mente, google Dr. Kirsch y pregúntese si todavía está vivo y por qué su sitio web es tan funky, Entonces cuelgue! Entonces bendiga su nombre como su salvador de hombros para siempre. El libro muestra la forma en que colgar le da nueva forma a la anatomía de su hombro y necesitaba verlo como un escéptico que estaba demasiado asustado / perezoso / tonto para intentar colgar sin el libro. Estaba listo para gastar decenas de miles en cirugía dudosa solo para poder vivir con el dolor. Era una mujer de mediana edad con un hombro unos diez años después de la rotura del manguito de los rotadores y el otro gravemente desgarrado diez meses antes y completamente y dolorosamente congelado durante muchos de esos meses. Solo quería poder dormir toda la noche, tal vez cepillarme el pelo, y había perdido totalmente la esperanza de volver a los deportes y actividades de mis años más jóvenes. Estaba considerando la manipulación bajo anestesia, leí muchas publicaciones sobre la instancia alta de huesos rotos, la instancia baja de hombros felices uno, dos, cinco, diez años después y estaba muy desanimado. Básicamente, no podía imaginar cómo mi brazo podría volver a colgarse nunca más, pero vi con manipulación que simplemente lo jalaban allí bajo anestesia. A veces se rompe el brazo, pero pensé que estaba listo para pagarle a alguien una fortuna por drogarme, dar un tirón rápido para rasgar todo el tejido "congelado" encapsulado en forma de cicatriz, tal vez romperme el brazo, muy probablemente me deje atrás. con el mismo problema o incluso peor poco después, podría intentar hacerlo yo mismo con un enfoque más gradual.

Honestamente tenía miedo de tratar de colgar, ya que me dolía apenas empujar mi brazo. Me preocupó especialmente durante demasiado tiempo cómo exactamente, debería moverme desde los apenas 45 grados que podía empujar mi brazo para colgar de alguna manera con mis manos sobre la cabeza. Para incluso poner mi brazo superior en paralelo con el piso, tuve que usar la otra mano para empujarlo y tuve que hacer trampa con extrema contorsión de mi torso y encorvamiento. El detalle de cómo "colgar" exactamente desde allí no se explica realmente en el libro, pero les diré cuán incómodamente comencé lo que parecía imposible.

Entonces, pruébalo como finalmente lo hice. Con los codos doblados hacia abajo y las manos en alto, finalmente agarré lo que pude alcanzar: la parte superior del marco de la puerta de la bañera. La "barra" era solo unos centímetros más alta que mis hombros, aproximadamente al nivel de los ojos. Una vez que lo agarré, doblé mis rodillas solo un poco para dejar caer mi cuerpo un poco y me recliné un poco.

Entonces, probé el falso colgado nuevamente un poco más tarde en el día y varias veces al día siguiente. Al tercer día, mi hombro horriblemente congelado estaba increíblemente descongelado. Para la tercera semana, estaba emocionado de hacer ejercicio. Rotación interna y externa con fuertes bandas de terapia, levantando pesas de 8 lb sobre la cabeza, etc

Honestamente, no puse mucho esfuerzo en esto, pero fue suficiente para transformar rápidamente mis hombros (y mi vida). Me gustan los deportes de adrenalina y odio los gimnasios y los ejercicios aburridos. Todavía no cuelgo mi peso corporal completo porque he sido demasiado vago como para poner una barra. La mayoría de los días, una o dos veces al día, agarro la parte superior del marco de una puerta, un gabinete de metal en el trabajo, o la puerta de mi ducha y solo cuelgo con las rodillas dobladas, pero ahora puedo relajarme y sentir que mis hombros giran normalmente alrededor de mis orejas y abro la articulación a medida que esa cosa del arco se dobla. Ante cualquier indicio de dolor en el hombro, rigidez o pinchazos, buscaré algo de lo que pueda colgar: un gabinete de metal en el trabajo, barandas de escaleras en mi estacionamiento o lo que sea que pueda usar para estirar ese brazo y abrirlo. el hombro. Hago unos pocos ejercicios con bandas de terapia sobre una puerta y pesas, y ambos hombros están completamente rotos después de una década de desgarro y / o congelamiento.

Ahora, seis meses después, no puedo creerlo, puedo hacer cualquier cosa que estaba haciendo hace dos décadas. Me había roto el otro manguito de los rotadores hace unos diez años. Me dijeron que nunca sanaría por sí solo, pero postergué la cirugía y tal vez el 70% se curó en tres años. Todavía no puedo alcanzar muy alto a mis espaldas, pero ¿a quién le importa? Soy una mujer de 50 años que trabajaba en autos sobre mi cabeza, practicaba windsurf, kayak y ahora creo que probaré el kiteboarding.”

* * * * *

2017 James T.

“Durante años tuve problemas en el hombro. Entonces, hace unos años encontré este libro. Su enfoque revolucionario me arregló los hombros para siempre. Tengo 70 años y mis hombros se sienten flojos, fuertes y libres. Si tienes hombro congelado NO PIENSES, solo cómpralo. ¡Compre este libro! Es una joya Hace seis años tuve un hombro congelado. Por lo general, desaparecerá por sí solo después de 30 meses, pero tiene que sufrir el dolor y el sueño incómodo y no poder usar su brazo para los mandados cotidianos. Utilicé analgésicos con calor y hielo y tratamientos de ultrasonido y acupuntura y desapareció. lejos después de 3 meses. Y luego el hombro congelado volvió sin ningún motivo, como la última vez, y sufrí con el dolor durante casi 2 meses hasta que leí este libro. TODAVÍA no creo lo rápido que me quitó el dolor y el rango limitado de movimiento en solo 8 días (8 DÍAS). El precio del libro debería ser 100 veces el precio real porque se curará rápidamente y no pagará nada a los médicos; no lo pienses más, COMPRA y lee este libro.”

* * * * *

2017 Sojourner ¡Más que vale cada centavo!

¡Este método realmente ayuda! Tenía un brazo derecho muy rígido que había perdido mucho rango de movimiento. Compré este libro y una barra colgante que pude poner en una puerta de mi casa y ahora, seis meses después, vuelvo a usar mis brazos. Sin drogas, sin terapia paga, etc. ¡Muy feliz de haber encontrado este método!

* * * * *

2017 Dori O'Rourke "¡No es tu edad!"

"Fue el último día del torneo de baloncesto de 2017 cuando noté que algo sucedía en mi hombro derecho. Cuando volví a casa, comencé a hacer ejercicios tradicionales de rehabilitación del hombro, pero gradualmente mi hombro empeoraba cada vez más. Un mes después de los Nacionales, ni siquiera podía levantar el brazo sin dolor.
Todos me decían lo difícil que era curar los hombros y que tomaría meses. Estaba empezando a creer que podrían tener razón cuando descubrí algunos videos en YouTube que tenían mucho sentido para mí y para mi cerebro de medicina deportiva. Los videos fueron sobre una cosa simple que todos podríamos hacer para sanar nuestros hombros. Fue promocionado por un cirujano ortopédico llamado Dr. John Kirsch. Seguí el protocolo simple del hombro y me sorprendió muy feliz lo rápido que disminuyó el dolor y lo rápido que pude volver a la cancha de baloncesto y volver a jugar. Debido a los excelentes resultados que obtuve, desde ese momento, si alguna vez escucho sobre alguien que tiene problemas de hombro, les envío esos videos. Todos mis amigos, familiares, estudiantes de golf y compañeros de baloncesto que han seguido los videos han tenido un éxito similar. Si se trata de un choque o un problema en el manguito de los rotadores, le recomiendo que comience a hacer lo que recomienda el Dr. Kirsch ".

Dori O'Rourke
Cofundador / CEO, SPORTS after 50.org
Profesional de enseñanza de más de 30 años de LPGA
Especialista en Restauración de Movimiento
SPORTSafter50.org
Autor, "¡NO ES TU EDAD!"

* * * * *

2012R.S.

"Si tiene dolor en el hombro, ¡consiga esto!"

"En algún momento hace más de un año, mi hombro derecho comenzó a dolerme mucho y perdí mucho rango de movimiento con mi brazo derecho. Por lo general, ignoro tales problemas y eventualmente desaparecen. El verano pasado, me di cuenta de que no iba a desaparecer. En cambio, el dolor me estaba despertando en medio de la noche. No pude dormir en mi lado derecho. No podía agarrar cosas altas con mi mano derecha. Finalmente, me vi obligado a reconocer que tenía un problema, así que comencé a investigarlo en línea y finalmente llegué a la conclusión de que debía tener algún grado de rotura del manguito rotador, tal vez por dormir de ese lado o tal vez por hacer demasiadas flexiones. Probé otros libros y sus ejercicios de hombro ayudaron a aliviar el dolor temporalmente, pero no fueron la solución.

Finalmente, encontré este, y estoy agradecido. Es un libro corto, y gran parte del material consiste en testimonios. La técnica actual consiste en hacer dos cosas, una esencial y otra que respalda la primera. Afortunadamente, pude encontrar un parque infantil en mi vecindario con un columpio con una barra que podía usar, y comencé a colgar casi todos los días. La primera vez fue uno de los peores dolores que jamás había sentido. Prepárate para doler mucho al principio. Pero no te detengas. Cuanto más lo hacía, menos dolor sentía durante ese período, y ciertamente menos dolor sentía durante el resto del día y la noche.

Ahora estoy prácticamente libre de dolor. Todavía tengo algunos límites de movimiento, lo que creo es porque ya no cuelgo regularmente."

* * * * *

Cliente de Amazon 2019 "salvavidas absoluto"

Antecedentes: tuve una rotura del manguito rotador de espesor total por una caída de snowboard. En ese momento tenía 25 años. Un ortopedista se rió de mí cuando le pregunté si podía solucionar el dolor con fisioterapia. Insistió en que la cirugía era mi única ruta. No tengo nada en contra del médico ni de ningún otro médico, pero dijo que la única forma de solucionar el dolor sería obtener la cirugía. Ya había pasado cientos de horas investigando cómo podría arreglar mi manguito rotador roto cuando finalmente me di por vencido y programé la cirugía DREADED. No fue hasta 2 días antes de la cirugía que encontré este libro y decidí cancelar o posponer la cirugía para una última inyección para curarme después de leer todas estas críticas positivas. Funciona. Hace aproximadamente un año que comencé a colgar (paré unos 3 meses). Aunque nunca olvidaré el dolor, el estallido y el crujido de mi primera caída, valió la pena. Pasé de ser apenas capaz de levantar mi mano por encima de mi cabeza a no tener problemas hoy. No fue hasta que dejé de colgar que mi hombro estaba completamente curado. Antes ni siquiera podía dormir de lado y ahora vuelvo a mis actividades normales como levantar pesas, jugar golf y hacer snowboard. Si eras como yo donde estaba deprimido y enojado por no poder realizar físicamente las actividades que más me gustaban. ¡COMPRE ESTE LIBRO Y PRUÉBELO!

* * * * *

2018 E.A. "Capaz de evitar la cirugía y volver a la función completa"

"El libro me pareció muy atractivo, práctico y clínicamente científico. Las tomografías computarizadas fueron muy convincentes al mostrar la efectividad de los métodos. Tenía daños en el manguito rotador derecho y rigidez en la izquierda. He estado usando estiramientos y ejercicios durante aproximadamente 5 meses y el progreso ha sido constante y exitoso. Tengo un rango de movimiento completo en ambos hombros y muy poca molestia. Planifique continuar el régimen como rutina diaria para evitar problemas adicionales. Tengo 73 años y espero volverme más fuerte con el tiempo.

* * * * *

2019 Paul K. "Gran Libro" *"Este tratamiento funciona muy bien, es fácil y gratis. ¡No hay necesidad de cirugía de manguito rotador! Buenas imágenes de tomografía computarizada para terapeutas y médicos escépticos."*

* * * * *

2012 Rick Newcombe, Sindicato de creadores, Hermosa Beach, California

"Recomiendo encarecidamente este libro ... a todos, a aquellos con dolor en el hombro y a todos los demás, porque los ejercicios colgantes del Dr. Kirsch y los ejercicios con mancuernas ligeras

sanarán la mayoría de las dolencias del hombro y evitarán que ocurran episodios futuros.

Mi primer encuentro con el dolor de hombro ocurrió cuando tenía 50 años. Era mi hombro derecho, y el dolor fue muy intenso, lo que me obligó a usar pesas ligeras. Hice un montón de ejercicios de hombro de alta repetición con pesas de 2 y 3 libras. El dolor finalmente disminuyó después de tres meses. Luego, cinco años después, el dolor regresó con una venganza.

Vi a un cirujano ortopédico, quien dijo, después de una serie de pruebas, que tenía una rotura del manguito rotador y que era candidato para una cirugía de hombro. Recibiría inyecciones de cortisona y sentiría alivio durante unos días, y luego el dolor volvería. Cuando estaba considerando la cirugía, comencé a leer todo lo que podía encontrar sobre lesiones en el hombro. Leí docenas de libros y cientos de artículos y luego, en algún momento con toda esta lectura, descubrí una edición anterior del libro que tienes en tus manos, y mi vida cambió. Una vez que encontré el libro del Dr. Kirsch, lo pedí para mi Kindle. Una vez que comencé a leerlo, no pude dejarlo. Lo que me encantó del enfoque del Dr. Kirsch fue que estaba diciendo que dependía de mí sanar mi hombro; no una solución pasiva como estar inconsciente en una cama de hospital mientras un cirujano me cortaba el hueso del hombro para crear más espacio Esto fue increíble: que mi tratamiento dependía de mí, que podía remodelar mi hombro a través de mi propio trabajo duro, en contraste a una solución pasiva, como hacer que un cirujano corte el hueso, o una terapia de masaje o cualquiera de las otras soluciones pasivas para la terapia del hombro. Luego compré la versión en rústica del libro para poder estudiar mejor las imágenes.

El Dr. Kirsch dijo que colgando regularmente podría crear el espacio entre los huesos yo mismo. Inicialmente, me resultó difícil colgar con todo el peso corporal durante más de 10 segundos. En algún momento, 10 segundos se convirtieron en 20 y luego finalmente en 30, lo que significaba que podía colgarme de una barra cómodamente durante 30 segundos. Bueno, eso es lo que hice, y ahora, un año después, cuelgo al menos seis días a la semana durante un mínimo de 30 segundos haciendo 30 repeticiones en cada una de esas series.

A veces me cuelgo por un minuto completo, solo para ponerme a prueba. No me importan los callos en mis manos, pero si lo haces, siempre puedes usar guantes para levantar pesas. He visto que mi cuerpo en realidad se hace más alto durante una caída, donde si empiezo con mis pies a tres pulgadas del suelo, al final de los 30 segundos, mis zapatos están prácticamente planos mientras cuelgo. No estoy diciendo que colgar te hará más alto, pero sospecho que ayudará a frenar la contracción natural de la columna vertebral que viene con la vejez. Este tratamiento ha cambiado la vida porque me siento joven otra vez. Bueno, eso es lo que hice, y ahora, un año después, cuelgo al menos seis días a la semana durante un mínimo de 30 segundos. Después de un año de ahorcamiento diario, tengo flexibilidad total con ambos hombros, y puedo hacer molinos de viento, saltos, yoga, tiro con arco, lanzar una pelota de fútbol, balancear un bate de béisbol, jugar tenis y golf, nadar. Tu dilo. Y, por supuesto, estoy trabajando con pesas más duro que nunca, sabiendo que mis hombros han sido remodelados. ¡Habla de un milagro!

* * * * *

2015 Peter tiene mucho sentido!

Como entrenador de CrossFit y entrenador de levantamiento de pesas y atleta de por vida, lucho con dolor en el hombro. Siempre pensé que esto era normal y que se resolvería por sí solo. Con este libro me doy cuenta de que la gravedad más las malas posiciones pueden crear SIS (impacto subacromial). Siendo pragmático, no estoy tan interesado en la ciencia sino en aplicaciones prácticas sobre cómo resolver mi problema. Este libro proporciona exactamente eso. Colgarse de una barra y levantar pesas ligeras sobre la cabeza es la solución. El protocolo podría ser 3 veces por semana (al menos) colgar 30 segundos 6 veces y 30 repeticiones de aumentos laterales frontales con pesas de 4 lb. Algo como eso. Esto tiene mucho sentido teniendo en cuenta que nuestra especie vivía en árboles y solía colgar y balancearse en ellos (brachiatinig), lo que resolvió esta gravedad / posición automáticamente. Gran lectura fácil. ¡Implemente colgar en su vida ahora!

* * * * *

2016 JH 2016

"No confíes en tu médico, compra este libro y alivia tu dolor de hombro sin tener que someterte a una cirugía". "Si tienes dolor en el hombro, consigue este libro. Si ha programado una cirugía de hombro ¡Obtenga este libro ahora! Cancelarás tu cirugía. En mi opinión, nunca necesitará cirugía si usa este libro. Estaba programado para una cirugía de hombro izquierdo y lo hice. El dolor de la misma seguía doliendo después de 2 años y ahora el otro hombro que me dijeron, a mi derecha, necesita cirugía. Entonces encontré este libro. Comencé los ejercicios y ahora no solo no necesito otra cirugía en el hombro derecho, ¡sino que el izquierdo que había sido operado y me dolía por más de 2 años no tiene dolor! ¡Un nuevo hombro está completamente FUERA DE PREGUNTA AHORA! No lo dudes, ya que este será uno de los libros más valiosos que poseas. ¿Por qué no todos los médicos le dicen esto en lugar de hacer una cirugía? ¡CONSIGA ESTE LIBRO AHORA!

* * * * *

2017 Araribat "Esta fue una revisión muy atrasada (compré este libro en 2013) y ahora me estoy tomando el tiempo para escribirlo porque le debo al autor y al público compartir mi experiencia y los resultados que obtuve al seguir las instrucciones en este libro. Como ya se mencionó, en base a la calificación de cinco estrellas, las instrucciones en este libro me ayudaron a solucionar el dolor en el hombro derecho, que fue causado por una rotura en el manguito rotador. Aproximadamente 3 o 4 semanas en las sesiones diarias, comencé a notar una mejora definitiva en el nivel de dolor. A las pocas semanas de hacer fielmente el entrenamiento, el dolor comenzó a disminuir notablemente. En ese momento lo compré por completo. Como solo tenía una pequeña rotura en el manguito de los rotadores y tal vez eso funcionó a mi favor, ya que mi lesión no era muy grave. Como no todas las lesiones en el hombro son iguales, puede o no funcionar para usted, pero le recomiendo que lo pruebe. Prácticamente no tiene otro costo que el artilugio que puede comprar en las secciones de fitness / deportes de las tiendas o construirse utilizando materiales de su ferretería local. Espero que esto ayude."

* * * * *

2009 Dale S.

"Tenía mucho dolor en el hombro derecho. Decidí ir a un cirujano ortopédico. Hicieron una resonancia magnética y los resultados fueron un manguito rotador roto. Dijeron que necesitaba cirugía lo antes posible. Era mi temporada alta, así que iba a tener que posponerlo hasta septiembre u octubre. Creo que fue en mayo de 2006. En algún momento durante el mes o dos siguientes me encontré con el Dr. Kirsch. Le conté sobre mi problema de hombro. Dijo que no creía que necesitara cirugía. Me dijo que colocara una barra en mi sótano y que me colgara todo el tiempo que pudiera. Dijo que dolería y lo hizo. Él dijo después de eso que debería obtener dos pesas de 5 libras y levantarlas de un lado de mi cuerpo sobre mi cabeza. En cuestión de días mi hombro se sentía mejor. No pasó mucho tiempo y el dolor se fue y todavía lo es. Le he dicho a mucha gente sobre el método del Dr. Kirsch. En mi experiencia, la cura del Dr. Kirsch fue mucho mejor que la alternativa. Gracias, Dr. Kirsch.

* * * * *

Lee 2019

"Finalmente, un programa de ejercicios que funciona para mi hombro lesionado". "He tenido dolor en el hombro durante los últimos 20 años. Hace unos 5 años, realmente empeoré mi hombro izquierdo mientras surfeaba en kayak (un refuerzo de remo extendido en una ola). Desde entonces, he visto numerosos médicos, quiroprácticos, fisioterapeutas, masajistas y un acupunturista. Me dijeron que tenía bursitis del hombro o una rotura del manguito rotador. Tuve una inyección de cortisona, pero nada parecía ayudar más que los ejercicios de estiramiento de hombros. Hablé con otros chicos en el gimnasio sobre mi dolor de hombro. Varios tipos mencionaron la ejecución pasiva, pero la descarté porque no tenía sentido para mí cómo la suspensión podría aliviar el dolor en mi hombro. El mes pasado vi un video en YouTube de fisioterapeutas que hablaba sobre las lágrimas del manguito y otros problemas del hombro. Ese video me llevó a otros videos de YouTube promocionando los beneficios de la ejecución pasiva, así que lo probé. Después de una semana, me sorprendió gratamente descubrir que podía nadar en estilo libre con mucho menos dolor que antes, así que pedí el libro del Dr. Kirsch. También descubrí que tenía menos dolor y mejor rango de movimiento cuando mis brazos se extendían sobre mi cabeza. "¿Dolor de hombro? La solución y la prevención "no es un libro largo ni demasiado técnico o médico para el laico. Incluye algunos testimonios de personas que se han beneficiado del ahorcamiento pasivo. Al principio, la suspensión pasiva será dolorosa y difícil, los beneficios pueden no ser notables a menos que lo esté haciendo constantemente. Algunas personas tienen dificultades para realizar un ahorcamiento pasivo. Tengo artritis en ambas manos, por lo que mi fuerza de agarre es débil, por lo que hago cuelgues pasivos asistidos parciales. Ojalá hubiera leído este libro hace muchos años.

* * * * *

2014 D. J. "¡DIOS MIO!

Fui a una masajista que hizo un buen trabajo. Vio a un quiropráctico que lo empeoró. Fui a un fisio y eso no hizo nada. Mi médico recomendó una cita con un cirujano. Mientras tanto, mientras esperaba la cita quirúrgica, estudié este libro e hice los ejercicios. En pocas palabras, cuelgue de una barra siempre que pueda soportarlo todos los días, comenzando con todo el peso que pueda soportar hasta que pueda colgar su peso corporal completo. Después de una semana mi hombro congelado estaba mejor. Un año después estoy escribiendo esta crítica y mi hombro está curado. ¡¡¡NO vayas a cirugía hasta que hayas probado este libro!

* * * * *

2013 Richie (en el Reino Unido) "¡Increíble!

Si tiene dolor en el hombro, compre este libro. "Había sufrido dolor en el hombro en mi hombro izquierdo durante casi un año. Empeorando gradualmente para que ya no pudiera hacer flexiones, flexiones, sentarme incluso por un corto período de tiempo en una PC o levantar pesas por encima de mi cabeza. Estaba a punto de ver a mi médico de cabecera cuando descubrí este libro. No soy un experto médico, pero lo que estaba escrito sobre los hombros, su anatomía y sus problemas tenía sentido. Le di una oportunidad a los ejercicios. El problema no se curó de inmediato (el libro no dice que lo estaría), pero usted siente el beneficio de inmediato. Ahora, después de unos 3 meses, el dolor casi ha desaparecido. Ahora puedo hacer flexiones y flexiones y diría que mi hombro se siente casi normal. Sí, necesitas una barra para hacer los ejercicios, idealmente una donde puedas colgar la longitud completa. Yo uso una barra de dominadas que no es ideal. Pero no dejes que eso te desanime. Este libro es literalmente asombroso. ¡Ahora solo necesito al Sr. Kirsch para encontrar una cura para el dolor de rodilla!

* * * * *

2018 David G.

"Estoy absolutamente asombrado por los resultados que obtuve del régimen de ejercicio en este libro. He sufrido problemas de impacto con ambos hombros durante 3 a 4 años; Una resonancia magnética reveló tendinitis supraespinoso y desgarros SLAP tipo 2 del labrum superior. Había intentado fisioterapia, osteopatía, tratamiento quiropráctico, inyecciones de cortisona y una serie de otros

tratamientos alternativos. Ninguno ayudó por mucho tiempo. El ahorcamiento, quizás ayudado por los otros ejercicios, pero ciertamente el ahorcamiento me ha dejado sin dolor por primera vez en años. Sentí un beneficio después de la primera vez y al final del tercer día, todo el dolor y la restricción de movimiento habían desaparecido. En este momento estoy colgando haciendo 3 circuitos de sus ejercicios, con una caída de 15 segundos y 20 repeticiones de cada uno de los ejercicios con pesas con 2.5 libras. Ahora he vuelto a poder hacer ejercicio sin problemas por primera vez en 4 años. Solo para que conste, tengo 47 años."

* * * * *

2016 S.T. "¡Magia!

Estaba teniendo dolor en la parte superior del brazo y el hombro. Ni siquiera podía abrochar mi sostén sin dolor. Fui al ortopedista y me dijo que necesitaba cirugía para el manguito rotador. Soy un ávido jugador de golf y soy muy activo. Sabía que me resultaría difícil soportar la larga recuperación de la cirugía de hombro. ¡Intenté lo que dijo el Dr. Kirsch y mi dolor de hombro desapareció! Me aseguro de ir al gimnasio tres veces por semana y pasar el rato. No lleva mucho tiempo, pero es mágico. Estoy muy agradecido de haber descubierto este método. ¡Es una lástima que los ortopedistas estén tan listos para cortar y no puedan ofrecer esto como una opción para evitar la cirugía y solucionar muchos problemas de hombro!"

* * * * *

2012 J.T. "Lo mejor que he encontrado"

"Mis dos hombros han sido dolorosos durante al menos dos años. Tengo 44 años y tengo síndrome de pinzamiento. Ahora he realizado cuatro sesiones de suspensión completa con 8 minutos de suspensión y ya es obvio que esto está haciendo más que cualquier cosa que he intentado hasta ahora. El objetivo aquí es remodelar los hombros, y para eso hay que estar preparado para que colgar sea parte de su rutina. Actualizaré en un par de meses más o menos. Bueno, ahora es más de un año después y mi entusiasmo por colgar como base para curar el síndrome de pinzamiento es más fuerte que nunca, mis hombros están casi curados. Puedo nadar gateando hasta unas cinco millas por semana. Todavía estoy colgando y no planeo parar. Tenía seis semanas fuera de casa y eso me causó muchos problemas. Disminución del rango de movimiento, más dolor de impacto, etc. Tres días después de reanudar la ejecución, la mayor parte del daño

se ha revertido y he vuelto a la normalidad. Esto es algo que deberíamos hacer por el resto de la vida, sin trucos aquí, pero es una forma de terapia enormemente poderosa. Por el amor de Dios, no te quejes por el precio del libro. Si tiene problemas con los hombros y los brazos, es difícil valorar las ideas del Dr. Kirsch. Estoy profundamente agradecido con el hombro."

* * * * *

2012 J.T. "Lo mejor que he encontrado"
"Mis dos hombros han sido dolorosos durante al menos dos años. Tengo 44 años y tengo síndrome de pinzamiento. Ahora he realizado cuatro sesiones de suspensión completa con 8 minutos de suspensión y ya es obvio que esto está haciendo más que cualquier cosa que he intentado hasta ahora. El objetivo aquí es remodelar los hombros, y para eso hay que estar preparado para que colgar sea parte de su rutina. Actualizaré en un par de meses más o menos. Bueno, ahora es más de un año después y mi entusiasmo por colgar como base para curar el síndrome de pinzamiento es más fuerte que nunca, mis hombros están casi curados. Puedo nadar gateando hasta unas cinco millas por semana. Todavía estoy colgando y no planeo parar. Tenía seis semanas fuera de casa y eso me causó muchos problemas. Disminución del rango de movimiento, más dolor de impacto, etc. Tres días después de reanudar la ejecución, la mayor parte del daño se ha revertido y he vuelto a la normalidad. Esto es algo que deberíamos hacer por el resto de la vida, sin trucos aquí, pero es una forma de terapia enormemente poderosa. Por el amor de Dios, no te quejes por el precio del libro. Si tiene problemas con los hombros y los brazos, es difícil valorar las ideas del Dr. Kirsch. Estoy profundamente agradecido con el hombro."

* * * * *

2019

RK ¡Guau!

Tenía la condición del hombro congelado hace aproximadamente un año. Apenas podía ponerme una camisa o una chaqueta. No podía lavarme debajo de los brazos en la ducha. Apenas podía alcanzar para agarrar algo de la nevera sin dolor. Mi músculo trampa provocaría dolores agudos durante todo el día. Tenía el cuello tan mal que no podía girar la cabeza para salir del camino de entrada. Podría seguir. Estaba usando una almohadilla térmica varias horas al día y muchos masajeadores portátiles diferentes solo para pasar el día. Compré una barra de tracción y comencé a hacer el ejercicio de colgar hace seis meses. Al principio tuve que usar mi brazo derecho para levantar mi brazo izquierdo sobre la barra, me dolió mucho hacerlo, pero el libro explica eso. Durante la primera semana solo pude soportar 30 segundos a la vez, 5 o 6 veces al día. Me di cuenta de que estaba ayudando porque comenzaba a poder dormir por períodos más largos. Luego compré un temporizador LED para poder ver exactamente cuánto tiempo estuve colgando y me animó a intentar colgar más cada día. Finalmente llegué a 2 y luego a 3 y ahora a 5 minutos cada sesión. Ahora hago dos sesiones de 5 minutos cada mañana y 1 o 2 durante el día si es necesario. Mis hombros no se han sentido tan bien en años. Ya casi no tengo dolor de cuello. Puedo dormir de costado toda la noche sin dolor. Esto es algo que haré por el resto de mi vida. Cuando pienso en lo mal que estaba y cómo me hubiera ido al médico y lo que me habrían hecho, no puedo estar más agradecido al buen médico por publicar este libro. He comprado 4 copias para mis amigos.

* * * * *

Aquellos que han hecho el esfuerzo de usar el ejercicio colgante generalmente han sido recompensados con un alivio rápido y duradero. Para aquellos interesados en leer más testimonios, hay muchas más reseñas disponibles en los libros de Amazon. Para obtener aún más evidencia sobre el éxito del programa, simplemente vaya a Internet y busque "colgarse del dolor de hombro". Encontrará numerosas referencias al libro que está leyendo. O visite www.kirschshoulder.com, o busque en YouTube con el Dr. John M. Kirsch o escribe a kirschinstitute@gmail.com

PARTE UNO
El Enigma del Hombro

Mi Historia: Resolviendo el Enigma del Hombro

A fines de la década de 1970 estaba realizando muchas artroscopias de rodilla en mi práctica ortopédica. En esos años no teníamos el lujo de las cámaras de video en miniatura. En cambio, se nos pidió que nos sentáramos al pie de la mesa mirando a través de un artroscopio mientras sosteníamos el telescopio con los brazos elevados durante largas horas. A principios de la década de 1980, había desarrollado un fuerte dolor de pinchazo (pinchazo subacromial o SIS) en ambos hombros debido a las largas horas en la sala de operaciones, y me preguntaba qué hacer. Luego me topé con una idea que cambió mi vida.

Estaba caminando en un parque con mis dos hijos pequeños cuando nos topamos con una escalera horizontal. Los muchachos subieron a la escalera y se balancearon como pequeños monos. Luego fue mi turno. Cuando alcancé el segundo peldaño de la escalera, el dolor en el hombro fue inmediato y me di cuenta de que nunca lo alcanzaría. ¡Y entonces sentí que la razón por la que no podía hacer la escalera era porque no lo había estado haciendo! No había estado colgando o braquiando. Si quieres poder hacer algo, debes hacerlo. Si quieres correr un maratón, debes correr y correr y correr. Lo mismo es cierto para el hombro. Si desea poder usar su brazo para actividades aéreas, debe usar el brazo para actividades aéreas. En palabras de F.J. Kottke [1], un destacado fisiólogo del ejercicio:

"El movimiento normal en las articulaciones y los tejidos blandos se mantiene mediante el movimiento normal de las partes del cuerpo que alargan y estiran las cápsulas articulares, los músculos, los tejidos subcutáneos y los ligamentos en todo el rango de movimiento muchas veces al día". Era solo intuición. Decidí que si colgaba de una barra comprimiría los tejidos hinchados de la bolsa subacromial y cambiaría la forma del arco CA que comprime el manguito rotador. Sin actividad del brazo

3

sobre el brazo, el espacio entre el acromion y el húmero sufre una contractura lenta que produce cambios degenerativos. La evidencia nos enseña que, como humanos, debemos simular braquiar colgando frecuentemente de una barra y levantando pesas. También sentí que el ejercicio colgante podría ser la solución para el dolor de hombro en la mitad de la vida. Ser un cirujano ortopédico con conocimiento de la anatomía ayudó con esta idea. Pensé que si pudiera remodelar y fortalecer la anatomía de mi hombro colgando, podría evitar la cirugía.

Instalé una barra de algunas vigas del techo y comencé a colgar todo lo que pude. Inicialmente solo podía colgar por unos segundos, pero a medida que pasaba el tiempo, podía colgar por períodos cada vez más largos. Incluso después de unos días, mis hombros comenzaron a sentirse mejor. Al comienzo de cada sesión diaria, el primer esfuerzo para colgar fue doloroso. Pero 15-30 segundos después del ejercicio noté que el dolor se había detenido. Cuando volví a la barra, cada repetición se hizo más y más fácil.

Luego comencé a levantar pesas de 5 lb para fortalecer los músculos y tendones del manguito rotador. Al principio esto fue doloroso y solo pude levantar una pesa de 5 libras unas 20 veces. Después de una o dos semanas tuve mucho menos dolor y después de aproximadamente 3 meses mi dolor de hombro desapareció y pude levantar una pesa de 8 lb haciendo 50 repeticiones en cada una de las tres direcciones.

Luego, hace treinta años, fui derribado por dos perros grandes y sufrí una rotura completa de mi manguito rotador. Una resonancia magnética mostró que el tendón supraespinoso estaba completamente desgarrado y el músculo se retrajo. Así que ahora tenía el síndrome de choque subacromial y un manguito rotador roto. No pude levantar mi brazo. Pero después de varias semanas, una vez más comencé el doloroso proceso de colgar de la barra superior e intentar levantar pesas livianas.

Este ejercicio fue acompañado por dolorosos crujidos y rechinamiento en el hombro. Inicialmente apenas podía levantar el brazo hacia el horizonte. Luego pegué unas bandas

4

elásticas al techo y las usé para levantar mi brazo. Poco a poco comencé a ayudar a las bandas elásticas a levantar mi brazo. Esto fortaleció gradualmente mi brazo y después de algunos meses de colgar y levantar pesas pude levantar un peso de 10 libras 150 veces a una posición completa por encima cada día. Una vez más pude jugar al tenis con un saque fuerte y preciso usando el brazo con la gran rotura del manguito rotador.

Creo que esta historia de mi recuperación se explica mejor por la redundancia integrada en el cuerpo humano. Otros músculos pueden sustituir la función perdida de las partes lesionadas. La naturaleza nos proporciona copias de seguridad.

Habiendo tenido este éxito personal con los ejercicios, comencé a incorporarlos a mi práctica y a recomendarlos para los pacientes. Estos ejercicios han ayudado a muchas personas a evitar la terapia y la cirugía del hombro.

El costo de la atención médica en los Estados Unidos es asombroso. En 2018, el costo anual estimado de la atención musculoesquelética en los EE. UU. Fue de más de $ 300 mil millones. Los problemas musculoesqueléticos son una de las principales causas de discapacidad en este país. De estas afecciones, el dolor de hombro es el tercer trastorno más común. Hay 4,5 millones de visitas al médico cada año por dolor en el hombro.

Los ejercicios que solía curar mis hombros alivian la mayoría de los dolores de hombro rápidamente, a veces en días o varias semanas. Estos ejercicios implican simplemente colgarse de un soporte superior como una barra de ejercicios y levantar pesas con mancuernas. Todo lo que una persona necesita es una "rama para colgar y un ladrillo para levantar." Es así de simple.

Este libro no pretende ser un discurso académico. Aunque está escrito principalmente para el público, espero que los trabajadores de la salud que tratan a personas con dolor de hombro lean y comprendan la información de este libro. Hay algunas referencias a la literatura científica, pero las he mantenido al mínimo. No hay otro libro que presente un ejercicio colgante para superar los cambios degenerativos del hombro causados por la edad, la gravedad y el desuso; o explica otra articulación en el hombro, la articulación acromiohumeral.

También encontrará que gran parte del texto y muchas de las imágenes se repiten en diferentes secciones. Esto es deliberado y hecho para enfatizar. La anatomía del hombro es compleja y la terminología médica es difícil para la persona promedio, por lo que he simplificado la redacción siempre que sea posible.

Las recomendaciones profesionales habituales para aliviar el dolor de hombro son reposo, hielo, medicamentos antiinflamatorios, varios ejercicios considerados seguros porque no aumentan el dolor. Cuando busca atención con su médico para el dolor de hombro, él / ella generalmente hará un diagnóstico, ordenará medicamentos y lo derivará a un fisioterapeuta. El fisioterapeuta iniciará y supervisará varios tratamientos o las llamadas "modalidades", como el uso de calor, vibración o corriente eléctrica aplicada al área del hombro. Pueden aplicar cortisona en la piel, masajear o estirar el hombro. Se ordenarán algunos ejercicios de estiramiento seguros, pero generalmente se le recomendará que evite el dolor mientras realiza estas rutinas de ejercicio. Se ordenarán ejercicios de fortalecimiento, pero se limitarán al levantamiento de pesas sin elevar el brazo por encima del nivel que causa dolor. Después de 2 a 3 semanas, es posible que lo remitan a su médico, quien luego le ordenará un escaneo de su hombro (generalmente estudios de resonancia magnética costosos) y luego puede recomendarle más fisioterapia, píldoras, inyecciones de cortisona o cirugía.

Parte del problema del paciente es que están abrumados con la sofisticación de una resonancia magnética o tomografía computarizada. Cuando el cirujano señala cuál cree que es el problema en la exploración, el paciente queda deslumbrado. Con demasiada frecuencia, los cirujanos operan según los hallazgos de la radiografía, la resonancia magnética o la tomografía computarizada y su examen. Le brindan al paciente todas las oportunidades para evitar la cirugía usando terapia y medicamentos, pero si no lo hacen, hacen todo lo posible para ayudar al paciente con la cirugía. La mayoría de los pacientes se comprometen a la cirugía porque han "visto la lágrima" en la imagen de la vida real. ¿Qué puedes perder? Cirugía versus los ejercicios simples en el libro. Los ejercicios son gratis.

Lo que acabo de describir es el tratamiento habitual disponible para el hombro. Si bien algunos de estos tratamientos son útiles, generalmente requieren visitas repetidas al terapeuta o al médico y con demasiada frecuencia no resuelven el problema del hombro. Pasar por esta rutina médica es costoso y para muchos con dolor de hombro innecesario.

Es comprensible por qué no se ha recomendado un ejercicio colgante en los programas estándar de tratamiento del hombro. No se ha realizado ninguna investigación previa sobre un ejercicio colgante que no sea el estudio en el que se basa este libro. Los cirujanos realizarán una operación costosa que extrae unos pocos mm de hueso del acromion y parte de la bolsa para dejar más espacio para el manguito rotador. Esta cirugía elimina tejidos importantes de la articulación acromiohumeral. Los resultados de esta costosa cirugía son confusos en el mejor de los casos. El ejercicio de colgar proporcionará el mismo aumento de "espacio" al remodelar o remodelar los huesos y ligamentos del hombro y al restaurar el cumplimiento flexibilidad normal de estas estructuras. Con los ejercicios, generalmente puede evitar las píldoras, la terapia y la cirugía.

A juzgar por los comentarios sobre el ejercicio colgante de algunos terapeutas y médicos, parece ser un pensamiento común que podría lesionarse el hombro cuando realiza el ejercicio colgante. Es evidente por más de 36 años de investigación clínica sobre el ejercicio colgante que no solo es seguro, sino extremadamente efectivo para aliviar y prevenir las causas más comunes de dolor de hombro. Hasta que descubrí el ejercicio de colgar, seguí la rutina habitual de fisioterapia seguida de cirugía en mi práctica. Hasta entonces, no tenía opciones de tratamiento alternativas. Después de 1983 me volví mucho más conservador y realicé muchas menos cirugías para el hombro. Muchos de los que comenzaron el ejercicio colgante y el levantamiento de pesas tuvieron alivio de su dolor a los pocos días o semanas de comenzar los ejercicios. Un colega agregó estos pensamientos:

"En su búsqueda para aliviar a los que sufren dolor de hombro en todas partes, el Dr. Kirsch presenta un método que encontró aliviado y restableció el movimiento en su hombro después de que cayó y sufrió una rotura masiva de su manguito rotador. Cuando pidió mi opinión, le recomendé encarecidamente la reparación abierta inmediata de su manguito rotador. Un año después, vi al Dr. Kirsch y le pregunté cómo estaba su hombro. Él demostró un rango completo de movimiento. Me sorprendió y le pregunté quién había hecho la cirugía. Él respondió: 'Nadie. Acabo de hacer mis ejercicios de colgar y levantar pesas." Pensé que era una casualidad. Pero luego me mostró a otros que habían seguido su protocolo pendiente y leyeron testimonios en Amazon. Cada vez más se ha convertido en mi forma preferencial de manejar los hombros. La cantidad de personas que el Dr. Kirsch ayudó a evitar la cirugía es asombrosa. Hasta la fecha, los terapeutas y cirujanos han descartado los ejercicios en el libro. Pruébalo, ¿qué tienes que perder? ¡Es gratis!"

Como la Ramita está Doblada: Cómo se Remodela el Hombro Colgando

Un árbol puede ser reformado doblando y entrenando sus ramas. El secreto del problema más común del hombro, el síndrome de pinzamiento subacromial (SIS), es que los tejidos del arco CA contraídos se pueden estirar y remodelar colgando. Esto lo sabemos por varios hechos: El hueso y otros tejidos serán remodelados como resultado de las tensiones aplicadas al tejido. Es el mismo principio en el que se basan los ortodoncistas para enderezar los dientes. Este principio se llama Ley de Wolff [2].

Sabemos por experimentos de laboratorio con cadáveres que el acromion se doblará y el ligamento coracoacromial se estirará cuando se levante el brazo mediante una fuerza. En estos experimentos se colocaron medidores de tensión en el hueso del acromion del arco CA para medir la flexión [3]. Es esta flexión acromial la que mantiene la salud del hombro. La flexión y el estiramiento prolongados y repetidos empleando la Ley de Wolff remodelarán estas estructuras, proporcionando más espacio para el manguito rotador.

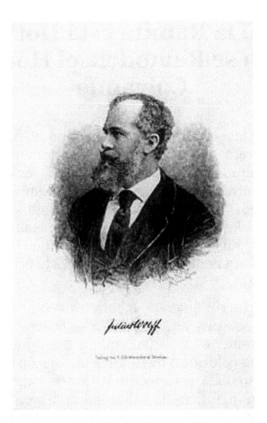

Fig. 19 Julius Wolff (1836–1902). La Ley de
Wolff es una teoría desarrollada por Wolff, un
anatomista y cirujano alemán, en el siglo XIX;
que establece que "el hueso en una persona o
animal sano se adaptará a las cargas bajo las
cuales se coloca."

Principios de Problemas de Hombro

La reducción gradual del espacio subacromial debido al tiempo y la negligencia conduce a la fricción, el desgaste y, finalmente, las roturas del manguito rotador. Colgar doblará el acromion y estirará el ligamento coracoacromial aumentando el espacio en el que los tendones del manguito rotador pueden moverse sin obstrucción. Este es el mecanismo por el cual se cura el hombro.

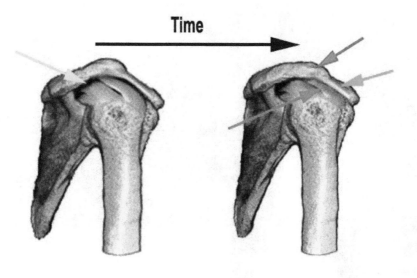

Time

Fig.20 Así es como el arco de CA se deforma al descuidar el colgar o el braquiar. Con el tiempo, con la gravedad y el desuso, el acromion se deforma en dirección descendente en forma de gancho y el ligamento coracoacromial se acorta. Estas deformidades presionan los tendones del manguito rotador y causan inflamación y dolor. Flecha rosada, tendones del manguito rotador inflamados; flecha roja, deformidad enganchada del acromion; flecha verde, ligamento coracoacromial acortado; flecha amarilla, el espacio subacromial.

Una Pequeña Anatomía del Hombro

No entro en gran detalle describiendo la anatomía del hombro como en los libros de texto del hombro. El ejercicio colgante hace innecesario comprender todos los aspectos de la anatomía. El ejercicio cura y mantiene el hombro en la mayoría de los casos, independientemente del diagnóstico.

X-rays

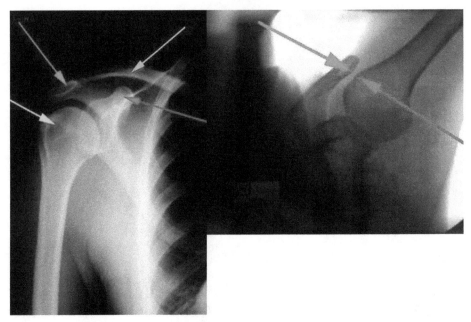

| Fig. 21 | Fig. 22 |

Fig. 21 Radiografía. Flecha amarilla, húmero; flecha verde, acromion; flecha roja, proceso coracoideo; flecha naranja, la clavícula. **Fig. 22** Imagen tomada de un video de rayos X de un sujeto que levanta el brazo para mostrar la articulación acromiohumeral. El espacio entre las flechas constituye la articulación acromiohumeral. Esto se explicará repetidamente a lo largo del libro. Flecha verde, acromion; flecha roja, el húmero.

12

La Nueva Articulación en el Hombro
La Articulación Acromiohumeral

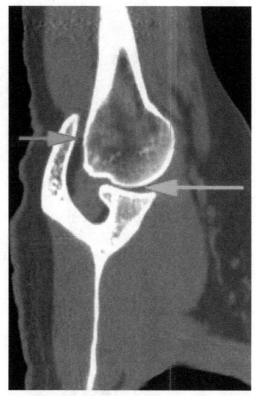

Fig.23 Una vista de corte sagital de las dos articulaciones principales en el hombro: flecha roja la nueva articulación en el hombro, la articulación acromiohumeral, flecha verde la articulación glenohumeral. la articulación glenohumeral.

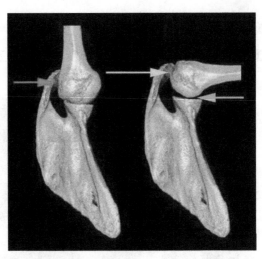

Fig.24 A la izquierda, imagen en 3D del hombro al colgar, flecha roja, la articulación acromiohumeral. A la derecha, cuando se baja el brazo, la articulación acromio-humeral ya no está enganchada. Flecha dorada, espacio para tendones del manguito rotador; flecha verde, la artic enohumeral ulaciglón.

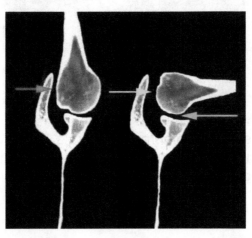

Fig. 25 La misma anatomía que en la **Fig. 24** en una imagen de corte sagital. Flecha roja, la articulación acromiohumeral. A la izquierda, el húmero se apoya y dobla el acromion.

La Presentación Habitual de Anatomía del Hombro

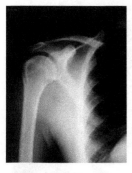
Fig. 26 X-ray.

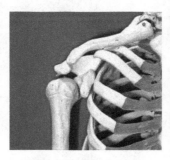
Fig. 27 Skeleton.

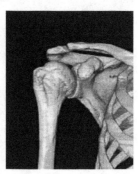
Fig. 28 CT Scan.

Esta presentación común del hombro, brazo lateral, nos impide tener una comprensión más completa de la biomecánica del hombro.

El Esqueleto Visto Mientras Cuelga

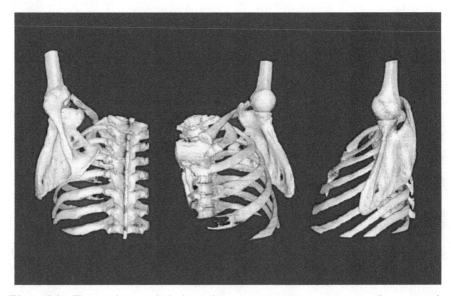

Fig. 29 Esqueleto del hombro que se muestra durante la simulación del ejercicio de colgar. Ver estas imágenes del esqueleto del hombro mientras se simula el ejercicio de colgar nos da una nueva visión de la biomecánica del hombro. No hay otra fuente que presente estas vistas del hombro. Busque en la web una imagen del esqueleto del hombro visto mientras cuelga. No hay ninguno.

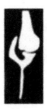

La Articulación Escapulothoracic

Esta articulación está formada por la escápula (omóplato) que se desliza alrededor del tórax o el pecho. El amplio rango de movimiento disponible para el hombro se debe en gran parte al rango de movimiento disponible en esta articulación. Puede ver videos de movimiento de la articulación escapulotorácica en YouTube.

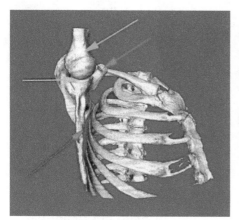 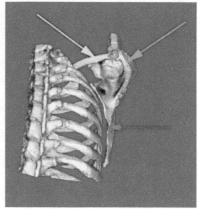

Fig. 30   **Fig. 31**

Un aspecto importante del hombro: la articulación escapulotorácica (ST) - flechas rojas. El espacio entre la escápula y las costillas es la articulación ST. Esta articulación está formada por la escápula (omóplato) que se desliza alrededor del tórax (tórax) con músculos interpuestos que proporcionan la lubricación. En la **Fig. 30,** Vista frontal / anterior: flecha roja, la articulación escapulotorácica; flecha verde, el húmero; flecha de oro, la articulación glenohumeral; flecha rosa, el proceso coracoideo. En la **Fig. 31**, Vista posterior / posterior: flecha roja, articulación escapulotorácica; flecha amarilla, clavícula; flecha verde, acromion. La articulación escapulotorácica también se denomina articulación o interfaz escapulotorácica.

Músculos del Hombro y Tendones

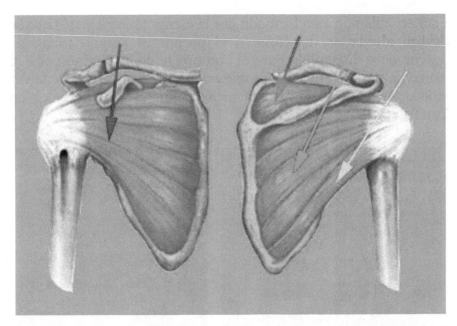

Fig.32 Los cuatro músculos y tendones del manguito rotador. A la izquierda, vista anterior / frontal: flecha azul, subescapular. A la derecha, vista posterior / posterior: flecha roja, supraespinoso; flecha verde, infraspinatus; flecha amarilla, redondo menor. Estos músculos elevan el brazo y mantienen la bola del húmero en la cavidad glenoidea. Imagen adaptada de la web.

Formas Acromiales

Hay una clasificación de diferentes formas del acromion en la literatura que es arbitraria. Las formas acromiales se encuentran en un continuo desde menos enganche a más enganche, pero todas se doblarán y remodelarán cuando se cuelgue.

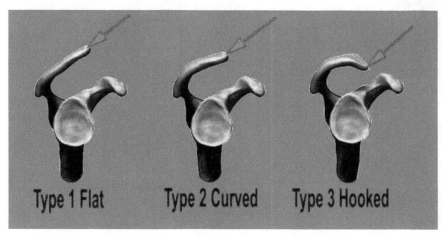

Fig. 33 Flechas rojas, el acromion. El "enganche" del acromion que se muestra probablemente es exagerado. Imagen adaptada de la web.

La forma acromial varía desde el Tipo 1 plano, hasta el Tipo 2 curvo, hasta el Tipo 3. enganchado. Manguitos rotadores rotos. La investigación ha demostrado que las diferentes formas del acromion se adquieren como respuesta a las fuerzas de tracción aplicadas a través del ligamento coracoacromial (CAL) y no están presentes al nacer. Los cirujanos comúnmente operan para extraer la parte enganchada del acromion haciendo lo que se llama una "cirugía de descompresión subacromial (SAD)".

Vista de Hombro de Cadáver

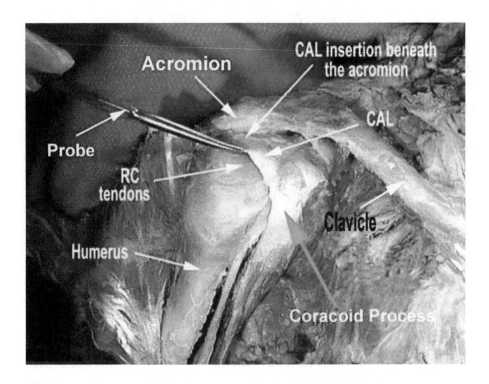

Fig.34 Una vista de cadáver que muestra el arco CA: acromion, CAL (ligamento coracoacromial) y el proceso coracoideo, flecha naranja (ver el "Arco CA" **Fig. 3.** Se colocó una sonda debajo del ligamento coracoacromial para levantar esta estructura para la demostración. Observe que el ligamento se inserta en la superficie inferior del acromion. Esta posición de la CAL le permite proporcionar una superficie de deslizamiento para los tendones del manguito rotador que se encuentran debajo del ligamento. Durante la cirugía de descompresión subacromial (SAD), el ligamento CAL se extirpa o libera, eliminando esta importante estructura que amortigua y lubrica la articulación acromiohumeral. Si la CAL se deforma por el tiempo, la gravedad y el desuso, el ligamento puede causar pinzamiento subacromial y daño en el manguito de los rotadores. rotadores.

Imágenes de Tomografía Computarizada Mientras Cuelga

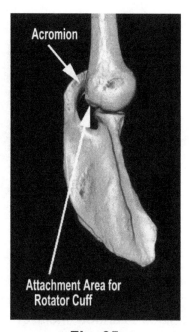

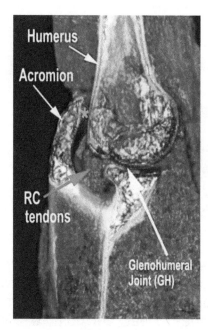

Fig. 35   Fig. 36

Las imágenes tomadas de una tomografía computarizada de un sujeto que simula la posición de suspensión. En la figura **35** se puede ver la relación del húmero y la escápula mientras se cuelga. En la **Fig**.36, los tendones y músculos del manguito rotador (RC) están relajados en su "posición de reposo". Esta imagen se realizó con una configuración de CT para mostrar el tejido blando. Tenga en cuenta la posición de los tendones del manguito rotador. Los tendones y sus inserciones en el húmero (flecha roja) están muy lejos del acromion. Esta posición de los tendones del manguito rotador hace que sea imposible lesionarlos durante el ejercicio de colgar. El asterisco verde marca la articulación acromiohumeral. El húmero apoyado en el acromion dobla gradualmente el acromion creando más espacio para los tendones del manguito rotador. Estas imágenes se ven en videos en www.kirschshoulder.com y YouTube en el Dr. John M. Kirsch.

Vista de Primer Plano de la Articulación Acromiohumeral

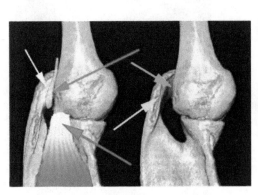 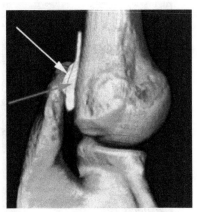

Fig. 37   **Fig. 38**

Estas imágenes demuestran la articulación entre el húmero y el acromion, la "articulación acromiohumeral" (flecha verde) y la representación del artista de los tejidos blandos entre estas dos partes óseas del hombro. Estos tejidos blandos incluyen el ligamento coracoacromial (CAL) (flechas blancas) ya que se inserta en la superficie inferior del acromion, la bolsa subacromial (flechas rosadas) y los tendones y músculos del manguito rotador (flecha roja). Tenga en cuenta la colocación segura de las inserciones del tendón del manguito rotador (flecha roja). Los tendones y sus inserciones están muy por detrás del acromion que podría pellizcar o lesionar los tendones. Acromion (flecha amarilla).

Los Ejercicios
¿Quién Debe Hacer los Ejercicios?

Todos deberían hacer estos ejercicios; porque los ejercicios no solo alivian la mayoría de los problemas de dolor de hombro, sino que también evitan que ocurran.

Nosotros, los humanos, junto con algunos de los simios (gibón, siamang y ocasionalmente el orangután, el gorila y el chimpancé) poseemos la capacidad innata única de colgarnos de las manos o "braquiar." Nos guste o no, los humanos, si estamos sanos, y algunos de los simios compartimos una anatomía del hombro y una función prensil muy similares, es decir; la habilidad de agarrar una barra o rama de árbol y balancearse de barra en barra, de rama en rama.

Cuando niños colgábamos de bares de monos y equipos de juegos similares. Los bebés son capaces de colgarse de varios soportes. Pasando de la infancia, la mayoría de nosotros recurrimos a otras actividades, incluidos varios deportes. Muy pocas actividades deportivas requieren braquiar o colgar. Por lo tanto, con el tiempo perdemos esta instalación que nos dieron al nacer. Aun así, la mayoría de las personas sanas, si están motivadas, son capaces de recuperar la capacidad de simular braquia colgando de una barra. Si tan solo pudieran encontrar uno. Mire a su alrededor, será difícil encontrar algo para colgar. Las barras colgantes adecuadas se han eliminado de la mayoría de los parques infantiles y no se proporcionan en la mayoría de los gimnasios.

Los ejercicios descritos aquí son para aquellos que desean aliviar su síndrome de choque subacromial (SIS), lesión del manguito rotador u hombro congelado y mantener los hombros sanos sin píldoras, terapia o cirugía. Los ejercicios se pueden usar incluso en presencia de roturas del manguito rotador. Si puede levantar el brazo hacia el horizonte con buena fuerza, debería poder comenzar los ejercicios. Si se puede levantar el brazo hacia el horizonte, los ejercicios no presionarán ni irritarán más el manguito de los rotadores. Estos ejercicios son para personas de todas las edades y edades; Si usted es un hombre de negocios, trabajador, atleta, hombre o mujer.

El atleta que usa el hombro para realizar actividades generales encontrará que el ejercicio para colgar es muy útil para aliviar y prevenir más problemas en el hombro. Los nadadores, jugadores de fútbol, hockey, béisbol, tenis y baloncesto dependen de la elevación del brazo repetida e indolora para su deporte. Los ejercicios descritos en este libro asegurarán la

Las causas del dolor de hombro se han estudiado ampliamente, pero siguen siendo poco conocidas. Se ha establecido que ciertas condiciones de trabajo tienen más probabilidades de provocar dolor en el hombro. Trabajo elevado prolongado, cargas pesadas, empujar, tirar y elevación sostenida del brazo, como en peluquerías.

La persona típica que usará el ejercicio para colgar es saludable pero tiene dolor en el hombro que aparece sin razón aparente. Es posible que de repente se den cuenta de que ponerse un abrigo les causa dolor en el hombro, o sentarse frente a su computadora comienzan a tener dolor en el hombro al sostener el mouse, o hacer cualquier trabajo por encima de la cabeza les causa dolor en el hombro. Otros pueden encontrar que sus hombros comienzan a sentirse rígidos y tienen dolor que limita su rango de movimiento. El estiramiento y la suspensión intermitentes de un soporte aliviará el dolor asociado con el trabajo prolongado de la computadora / escritorio.

El ejercicio de colgar no aliviará todas las dolencias del hombro. El ejercicio estirará el arco del ligamento y el hueso que cubre el manguito rotador, el arco CA que consiste en el acromion, el ligamento coracoacromial (CAL) y el proceso coracoideo, y comprimirá la bolsa subacromial inflamada, manteniendo así la salud de estos tejidos. Hay muchas otras partes del cuerpo que se estiran durante un ejercicio colgante, incluida la columna vertebral.

El Ejercicio Colgante

El primero y, con mucho, el ejercicio más importante que aliviará el dolor de hombro al remodelar el hueso y los ligamentos que pellizcan el manguito rotador está colgando de una barra superior. Este es el único ejercicio de hombro que efectivamente estirará, doblará y reformará el arco CA para proporcionar más espacio para el manguito rotador. Si ya sabe que tiene un desgarro en el manguito de los rotadores de un estudio de resonancia magnética o alguna otra prueba, el ejercicio colgante no empeorará la rotura. Mientras cuelga, el manguito de los rotadores está relajado y muy por detrás del arco CA ofensivo.

Asegúrese de quitarse las alhajas que puedan interferir con el colgado de la barra (anillos, etc.). Los ganchos para levantar pesas que se atan a la muñeca pueden permitir tiempos de suspensión más largos. A medida que avanza con su programa de suspensión, notará que se formarán callos en sus dedos y palmas. Esta es una respuesta normal al ejercicio de colgar, pero se puede disminuir con guantes y almohadillas.

El ejercicio para colgar se realiza durante un período de 10 a 15 minutos durante el cual se cuelga durante intervalos de 10 a 30 segundos con ambas manos según lo tolerado, aplicando peso corporal total o parcial. Primero debe colgarse por breves intervalos, tomando descansos durante un minuto más o menos. Mientras cuelga, los hombros y el cuerpo deben estar relajados, permitiendo que la gravedad actúe sobre los músculos del hombro, los huesos y ligamentos.

Permita que la gravedad haga su trabajo. Las únicas partes del cuerpo que deberían estar activas son las manos para agarrar la barra. Las manos deben estar en una posición con las palmas hacia adelante, no en la posición de la barbilla hacia arriba. La posición del brazo de la barbilla hacia arriba no estirará el arco CA ya que en esta posición el brazo no puede elevarse lo suficiente como para aplicar una fuerza de flexión al arco CA. La elevación completa del brazo ocurre solo mientras se cuelga con las palmas hacia adelante. Para probar esto, intente levantar la palma de su brazo hacia arriba y luego hacia abajo.

La mayoría de las personas tendrán una buena cantidad de dolor o incomodidad al intentar colgar por primera vez. El ejercicio es en este sentido contrario a la intuición o paradójico. Paradójicamente, el dolor experimentado al colgar de una barra no dañará el hombro, pero debe aceptarse para superar la contractura del arco CA y la rigidez de las restricciones escapulares. Notarás que el dolor disminuirá después de colgar por unos momentos. Si no siente dolor mientras está colgado, el ejercicio sigue siendo importante para revertir y prevenir la contractura del arco CA.

Recuerda que cuando estás colgado eres:

E-X-T-E-N-S-I-Ó-N

El arco CA. Has dado el primer paso para remodelar el hombro. En las páginas siguientes hay fotos de personas haciendo el ejercicio de colgar usando barras e incluso la rama de un árbol, ¡la barra colgante de la naturaleza!

Gente Colgando

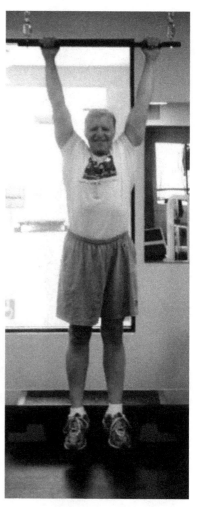

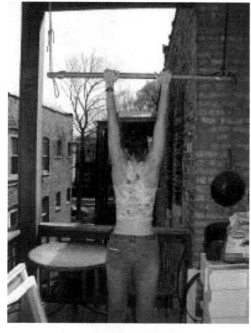

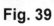

Fig. 39   Fig. 40

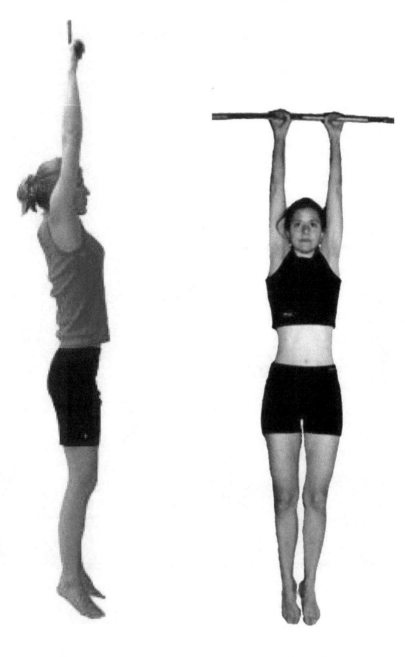

Fig. 41   **Fig. 42**

28

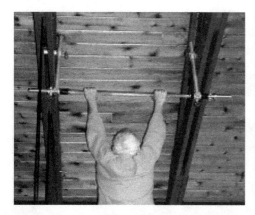 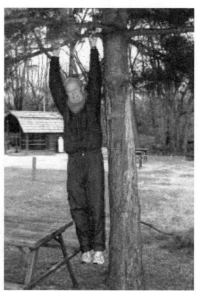

Fig. 43   **Fig. 44**

Fig. 43, el autor cuelga de un bar; y en la **Fig. 44** de un práctico árbol.

Colgante de Peso Parcial / Reducido

Al principio, es posible que no pueda colgar con todo el peso corporal. Puede comenzar manteniendo los pies en el piso y agarrando la barra colocada más abajo, y estirar colgando "parcialmente" hasta que la fuerza y el alcance mejoren.

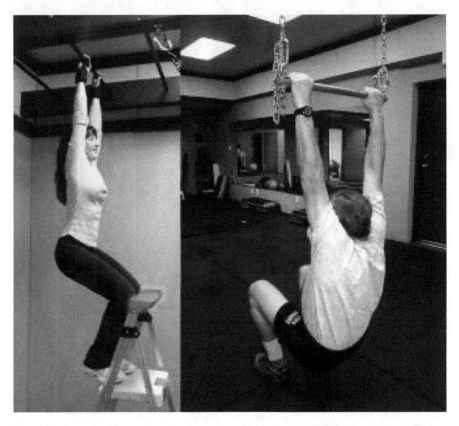

Fig.45 Izquierda: un instructor de acondicionamiento físico muestra una suspensión parcial utilizando una escalera de apoyo. Derecha: un cliente cuelga mientras est á en cuclillas. un cliente cuelga mientras está en cuclillas.

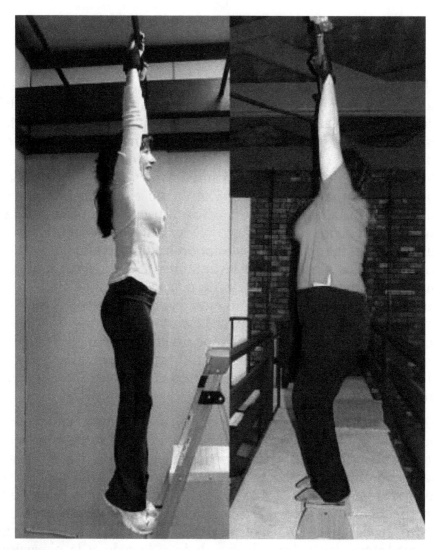

Fig.46 Izquierda: un director de acondicionamiento físico demuestra que se cuelga completamente usando una escalera para llegar a la barra superior. Derecha: Este sujeto curó 35 años de dolor en el hombro en dos semanas con el ejercicio de suspensión parcial de peso.

Levantando Pesas

El ejercicio de colgar se sigue con ejercicios de levantamiento de pesas que se realizan mejor inmediatamente después del ejercicio de colgar; porque es entonces que el arco CA se ha estirado permitiendo que los tendones del manguito rotador se muevan más libremente debajo del arco. Estos simples ejercicios de levantamiento de pesas son importantes para fortalecer los músculos del manguito rotador y otros músculos que levantan el brazo. El fortalecimiento de estos músculos equilibrará las fuerzas alrededor del hombro y restaurará los tendones y músculos del manguito de los rotadores a una condición sólida y saludable. Los ejercicios de levantamiento de pesas requieren más disciplina que el ejercicio de colgar. Colgar de una barra superior es en gran medida un ejercicio pasivo que emplea solo los dedos para agarrar la barra. Levantar pesas, por otro lado, requiere el uso sincrónico activo de muchos músculos alrededor del hombro: los músculos del manguito rotador, el dorsal ancho, el tríceps, el bíceps, el deltoides y otros músculos. ¡Esto requiere trabajo y disciplina!

El programa de levantamiento de pesas comienza cuando uno puede levantar el brazo por encima del horizonte sin peso adicional. Se utilizan pesas con mancuernas de 1 a 8 libras, haciendo tantas repeticiones y peso como se tolere. Un objetivo realista a largo plazo para la mayoría de las personas es de 30 a 45 repeticiones. Estos ejercicios deben incluir elevaciones del brazo hacia adelante, lateral y de extensión con el brazo colocado con las palmas hacia abajo y llevado a la elevación completa con cada repetición. La posición de las palmas hacia abajo es importante, ya que coloca la parte superior del hueso húmero para contactar y estirar el ligamento y el hueso del arco CA.

Si ya sabe que tiene una rotura del manguito de los rotadores pero puede levantar el brazo hacia el horizonte, puede comenzar el ejercicio de colgar y, a medida que pase el tiempo, agregar los ejercicios de levantamiento de pesas. Al levantar pesas más livianas, hacer menos repeticiones y evitar arcos de movimiento que son dolorosos, debería poder trabajar alrededor del área de la rotura del manguito rotador y fortalecer las partes del manguito rotador que aún están intactas y saludables. Las pequeñas roturas del manguito de los rotadores pueden sanar una vez que el arco de CA se estira y remodela colgando. Los ejercicios de levantamiento de pesas se muestran en las páginas siguientes.

Levantamiento de Pesas Modelo

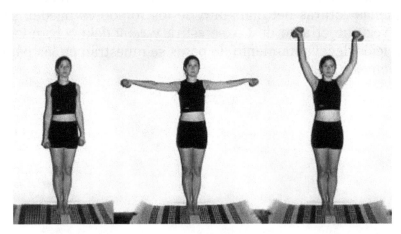

Fig.47 El ejercicio de levantamiento de pesas lateral. Su objetivo es hacer 30–45 repeticiones con cualquier peso antes de aumentar el peso de la pesa. Tenga en cuenta las palmas hacia abajo.

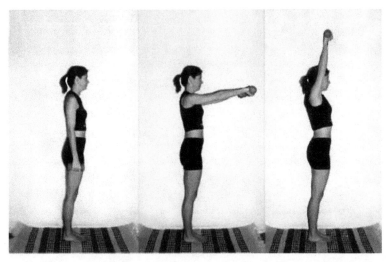

Fig.48 El ejercicio de levantamiento de pesas hacia adelante. Su objetivo es hacer 30–45 repeticiones con cualquier peso antes de aumentar el peso de la pesa. Tenga en cuenta las palmas hacia abajo.

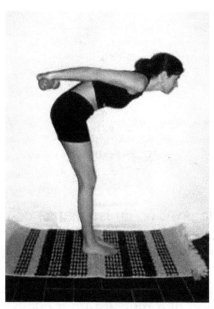

Fig. 49 El ejercicio de levantamiento de pesas de extensión. En este ejercicio, las pesas se llevan desde un brazo en la posición lateral hacia atrás y hacia arriba en extensión lo más alto posible. Su objetivo es hacer 30–45 repeticiones con cualquier peso antes de aumentar el peso de la pesa. Tenga en cuenta que las palmas deben mirar hacia el piso.

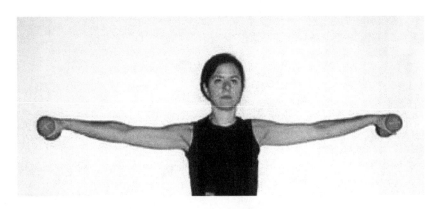

Fig.50 Observe la posición de las manos con las palmas hacia abajo mientras levanta pesas. Esta posición permite que el lado del húmero levante y estire el arco CA. Tómese su tiempo con el programa y, después de algunos meses, modifique el programa para que no se convierta en una rutina aburrida. Se puede ver un video que muestra un modelo que demuestra el ejercicio de levantamiento de pesas en YouTube bajo John M. Kirsch y en nuestro sitio web www.kirschshoulder.com.

La posición de las palmas hacia adelante mientras cuelga, y las palmas hacia abajo mientras levanta pesas es de suma importancia. Pruebe esto usted mismo: intente levantar el brazo con la palma hacia arriba; luego con la palma hacia abajo. Notará de inmediato que puede levantar el brazo a la altura máxima con la palma hacia abajo. Esto coloca su brazo en la posición óptima para levantar y doblar su acromion y así remodelar su propio hombro. Hacer estos dos ejercicios, colgarse de una barra y levantar pesas debe requerir solo de 15 a 20 minutos de su tiempo cada día. Cuando los síntomas del hombro disminuyen, los ejercicios se pueden realizar con menos frecuencia (tal vez solo 2-3 veces por semana), pero el colgado intermitente y el levantamiento de pesas deben continuar como un hábito de vida. No tenga prisa por progresar con los ejercicios. Tómese su tiempo, pero continúe. La remodelación de los tejidos continuará durante muchos años después de que comience el programa. Con el tiempo, descubrirá que su levantamiento de pesas no necesita estar tan reglamentado y desarrollará su propio patrón. Como ejemplo, quizás pueda levantar en una sola dirección un día, y al día siguiente en otra dirección. Quizás su levantamiento de pesas se realice solo unas pocas veces por semana. Escucha a tu cuerpo y sigue sus consejos. ¡Paciencia y persistencia!

Los Problemas de Hombro más Comunes

El manguito rotador es un complejo de tendones en el hombro que ayudan a levantar el brazo. La mayoría de las roturas del manguito rotador son causadas por el síndrome de pinzamiento subacromial (SIS), la edad y el abandono. El síndrome de pinzamiento o síndrome de dolor subacromial es causado por la tensión o la contractura del arco de ligamento y hueso (el arco CA) que cubre la parte superior del brazo y los tendones del manguito rotador que levantan el brazo. Se dice que esta tensión o contractura del arco CA causa un pellizco doloroso y destructivo del manguito rotador. La causa de la contractura del arco CA es incierta, pero lo más probable es que esté relacionada con la edad, el desuso (descuido, el braquiate) y la gravedad. El brazo humano promedio pesa alrededor de 10 libras. El tirón continuo de la gravedad en el brazo, transferido a través de los ligamentos y los músculos, puede causar que el arco CA se deforme gradualmente hacia abajo, en última instancia, pellizcando el manguito rotador que ya está debilitado por el desuso.

El Síndrome de Pinzamiento Subacromial

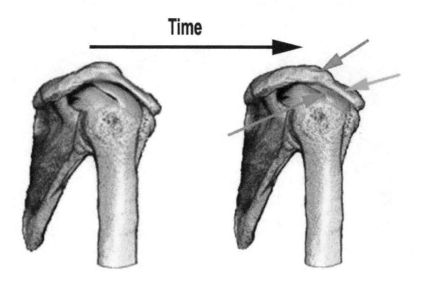

Fig. 51 El "síndrome de pinzamiento subacromial", más apropiadamente llamado "síndrome de dolor subacromial". A la izquierda, imagen de un hombro normal que muestra los tendones del manguito rotador debajo del acromion normal y el arco CA. A la derecha, debido al tiempo y la negligencia, el acromion se engancha (flecha roja) presionando los tendones del manguito rotador que se inflaman (flecha rosa) y el ligamento coracoacromial (flecha verde) se acorta.

Aliviar el Impacto Colgando

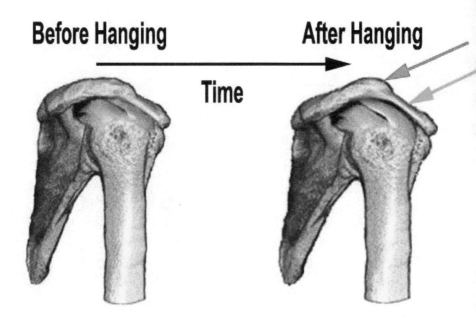

Before Hanging → **Time** → **After Hanging**

Fig. 52 No hay espacios vacíos en los tejidos del hombro. Debido a esta estructura compacta de los tejidos del hombro, la deformidad del acromion no tiene que ser muy grande para causar problemas: dolor y compresión irritante del manguito rotador y las lágrimas. Quizás es debido a este diseño compacto de estas estructuras que el ejercicio colgante, usando el húmero apoyado en el acromion, es capaz de doblar eficientemente el acromion de nuevo a una configuración normal, aliviando el impacto subacromial.

La flexión acromial colgando no necesita ser muy grande para aliviar el dolor de hombro. Comprimir la bolsa subacromial y doblar el acromion solo unos pocos milímetros aliviará el proceso impreggente subacromial y comenzará a curar el hombro sin cirugía. Esta es la razón por la cual muchos han aliviado su dolor de hombro a los pocos días de comenzar los ejercicios.

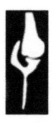

La cirugía de hombro más popular es la descompresión subacromial artroscópica o abierta (SAD) con la eliminación de parte del acromión y la escisión / liberación del ligamento coracoacromial. ¿Qué pasa durante esta cirugía? Primero, el acromion se afeita para dejar más espacio para los tendones del manguito rotador. Tradicionalmente, los cirujanos extirparon o liberaron el ligamento coracoacromial creyendo que daba mejores resultados. Ahora se cree que el ligamento debe salvarse para prevenir la inestabilidad de la articulación del hombro y ahora este es un tema de debate. La bolsa subacromial se extrae parcial o completamente.

Presento los siguientes estudios para ayudarlo a tomar una decisión informada sobre esta cirugía. Estudios recientes han cuestionado si la cirugía es realmente necesaria o efectiva. La primera descompresión subacromial artroscópica se realizó en 1983. Su popularidad ha crecido exponencialmente desde entonces. La mayoría de las revisiones de estudios disponibles son de Europa y el Reino Unido.

Un estudio en Gran Bretaña (Reino Unido) registró 2.523 cirugías en 2000, y 21.355 en 2010, y diez veces más que en los Estados Unidos. **Un estudio cuidadoso de una gran muestra de las cirugías mostró que no hubo un beneficio significativo de la operación.**

En otro informe, cito un estudio presentado en Barcelona, España en 2016. El grupo estudió a 140 pacientes que tenían descompresión subacromial artroscópica. Después de 12 años, los resultados en comparación con los que no se sometieron a cirugía mostraron que no hubo beneficio de la operación. El grupo no pudo recomendar la cirugía por

41

pinzamiento subacromial. Recomendaron un programa de ejercicio estructurado en lugar de cirugía. En el BMJ (British Medical Journal) en febrero de 2019, se publicó un artículo que mostraba que la cirugía de descompresión subacromial estaba acompañada de complicaciones graves, como hombro congelado, muerte, hemorragia grave, fractura acromial, infección profunda, lesiones de nervios periféricos, tromboembolismo venoso y complicaciones graves de la anestesia; y que esencialmente no hubo beneficio de la cirugía. Si bien es real, la incidencia de estas complicaciones es baja, menos del 3%. **El panel del estudio concluyó que casi todos los pacientes bien informados rechazarían la cirugía y, por lo tanto, hicieron una fuerte recomendación en contra de la cirugía.**

En los Estados Unidos, un estudio realizado en febrero de 2019 y publicado en el Journal of Bone and Joint Surgery, se encontró que no había diferencia entre la artroscopia de diagnóstico de hombro simple y la cirugía de descompresión subacromial artroscópica. Los hallazgos no respaldaron la práctica actual de realizar descompresión subacromial en todos los pacientes con síndrome de pinzamiento del hombro.

Se han realizado muchos otros estudios de resultados para evaluar el éxito de la cirugía de descompresión subacromial y los resultados son confusos en el mejor de los casos. Teniendo en cuenta la terrible experiencia de someterse a una cirugía y los meses prolongados de terapia, su costo sorprendente ($ 25,000.00 + promedio en 2019) con su dudosa tasa de éxito, el ejercicio colgante con un éxito cercano al 90% parecería preferible. Después de la cirugía, no se puede deshacer y nadie puede devolverle el hombro.

Las autoridades afirman que el síndrome de pinzamiento es causado por el uso excesivo o el desgaste y que el uso repetido del hombro puede hacer que los tendones se hinchen, haciendo que se "enganchen" en el acromion. También sugieren que las actividades deportivas que probablemente conducen a un "impacto" son la natación, el tenis, el baloncesto, el fútbol, el béisbol, la lucha y el hockey. Las ocupaciones que aumentan su riesgo son trabajos de construcción, mover cajas pesadas y pintar. Mis estudios sugieren que no es el uso excesivo el culpable del impacto, sino el desuso. Al no colgar o braquiar, el acromion se deforma y pellizca el manguito de los rotadores y la bolsa subacromial causando inflamación y dolor.

La Cirugía Descompresión Subacromial (SAD)

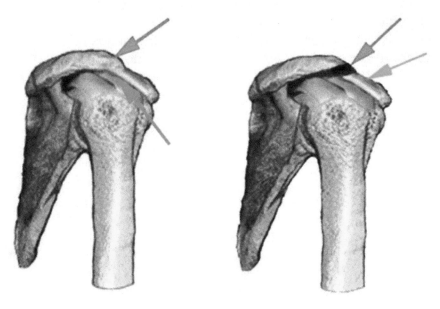

Fig. 53   **Fig. 54**

Fig. 53 Con el tiempo, el acromion (flecha roja) se ha enganchado presionando los tendones del manguito de los rotadores debajo, causando inflamación y dolor (flecha rosa).

Fig. 54 Cuando se realiza la cirugía de descompresión subacromial (SAD), se extraen la parte enganchada del acromion (flecha roja) y parte del ligamento coracoacromial (flecha verde). Esto causa daño a estos componentes importantes del hombro y produce inestabilidad del arco coracoacromial. Cuando se extrae la parte enganchada del acromion y se separa o extirpa el ligamento coracoacromial, el acromion se debilita y puede fracturarse durante la fisioterapia posquirúrgica. La discapacidad es a menudo permanente.

La Teoría del Instituto Kirsch: El Ejercicio Colgante Alivia el Síndrome de Pinzamiento Subacromial / Solor Subacromial Síndrome Sin Cirugía

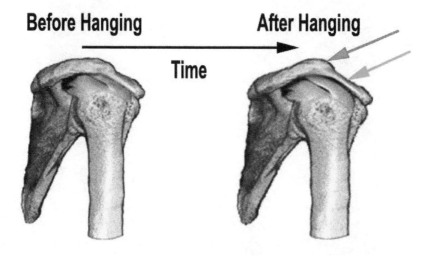

Fig.55 El ejercicio de suspensión con el tiempo corrige el acromion enganchado y estira el ligamento coracoacromial (CAL) sin dañar el acromion o el ligamento coracoacromial, curando así el impacto subacromial sin píldoras, terapia o cirugía. Flecha roja, el acromion se restablece y deja más espacio para los tendones del manguito rotador que alivian la inflamación; flecha verde, el ligamento coracoacromial se alarga a la normalidad.

El Manguito Rotador Roto

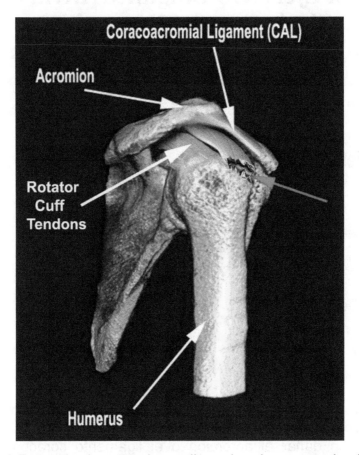

Fig.56 Después de años de negligencia, el proceso de choque eventualmente puede causar desgarros en el manguito de los rotadores. Flecha roja, una rotura del manguito rotador. Representación del artista. Se dice que las causas de una rotura del manguito rotador son casi las mismas que las causas del síndrome de pinzamiento. Uso excesivo y repetitivo del brazo como en natación, béisbol, hockey, baloncesto, tenis, fútbol y lucha libre y cualquier ocupación que requiera el mismo uso repetitivo del brazo. Mis estudios sugieren lo contrario. Evitar el uso en la parte superior del brazo o colgar conduce a la deformidad del arco CA, roturas del manguito rotador, pinzamiento subacromial, el hombro congelado y

deshilachado o ruptura de los tendones del bíceps. Un tratamiento común para el dolor de hombro son las inyecciones de cortisona. Estas inyecciones deben evitarse ya que pueden empeorar el problema al provocar infección, rotura del manguito rotador o del tendón del bíceps, y daño a los nervios. Después de la cirugía de reparación del manguito rotador, los tendones tardan aproximadamente seis semanas en sanar inicialmente; tres meses para formar un vínculo relativamente fuerte con el hueso y unos seis a nueve meses antes de que el hombro se sienta normal. El tiempo promedio para volver a la actividad sin restricciones es de 11 meses. Los tratamientos de fisioterapia serán necesarios durante los meses de espera del alta hospitalaria. Las fallas son comunes. A juzgar por los resultados alcanzados por los lectores de este libro, la mayoría ha aliviado sus síntomas de la rotura del manguito rotador sin necesidad de cirugía.

El Hombro Congelado
(Capsulitis Adhesiva)

La inflamación del revestimiento del hombro también puede causar rigidez en el hombro, lo que resulta en un "hombro congelado" o capsulitis adhesiva. La causa es desconocida. Los ejercicios en el libro estirarán el revestimiento de la articulación (la cápsula) para aliviar esta afección.

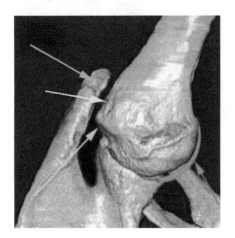 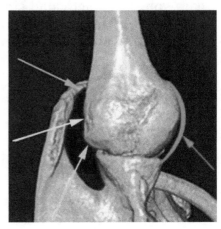

Fig. 57   **Fig. 58**

Estas dos imágenes muestran el estiramiento de la cápsula articular (arcos rosados, flechas rosadas) que tiene lugar cuando se cuelga. La imagen de la izquierda muestra la cápsula acortada (arco rosa). En la imagen de la derecha, la cápsula se alarga colgando (arco rosa). El colgado repetido estira gradualmente la cápsula de la articulación del hombro aliviando el dolor del hombro congelado y restaurando el movimiento. Al mismo tiempo, mientras cuelga, el húmero (flechas amarillas) se apoya contra el acromion (flechas verdes) doblando esta estructura, proporcionando más espacio debajo del acromion. Las flechas aqua indican el sitio de unión de los tendones del manguito rotador. Arcos rosados, la representación del artista.

El término "hombro congelado" fue utilizado por primera vez por un ortopedista de Boston, E.A. Codman Él declaró en 1934 que el hombro congelado era "difícil de definir, difícil de tratar y difícil de explicar". Más de 80 años después, todavía no estamos mucho más lejos. El hombro congelado generalmente mejora sin tratamiento después de 12-18 meses. El tratamiento actual para el hombro congelado incluye fisioterapia de 4 a 6 meses, inyecciones de cortisona, manipulación bajo anestesia y liberación quirúrgica artroscópica o abierta. Otros tratamientos consisten en acupuntura, masajes, terapia de calor, distensión de la articulación con líquido anestésico y cirugía. Las complicaciones de la manipulación incluyen fractura del húmero, dislocación y lesiones nerviosas. El ejercicio colgante alivia casi el 95% de los casos en días, semanas o meses sin píldoras, terapia o cirugía.

Ya sea que tenga un pinchazo subacromial, una rotura del manguito de los rotadores o un hombro congelado, el ejercicio colgante no empeorará el problema y, en la mayoría de los casos, devolverá los hombros a una función normal y sin dolor.

Algunas Sugerencias para Colgar Equipos

Cualquier número de barras colgantes independientes están disponibles en la web. Los guantes y correas con gancho facilitan el ejercicio de colgar.

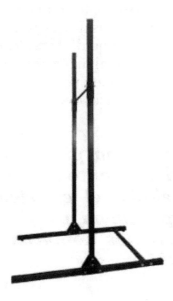

Fig. 59 Un estilo de barra colgante independiente.

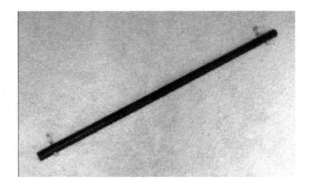

Fig. 60 Esta es una tubería de acero de 1 "de diámetro con pernos de ojo para colgar de las vigas o vigas del techo.

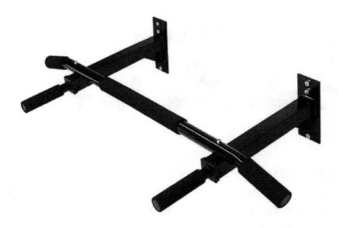

Fig. 61 Una barra de barbilla montada en la pared. (Imagen de la web).

Fig. 62 Bar colgante de puerta. (Imagen de la web).

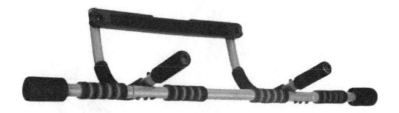

Fig. 63 Una barra pull-up económica disponible en varias tiendas. Esta barra se coloca sobre una carcasa de puerta y simplemente se cuelga sin ningún dispositivo de fijación. Es posible que no permita el ejercicio de colgar por completo, pero sí permite colgar parcialmente. Su simplicidad lo convierte en una excelente opción. (Imagen de la web).

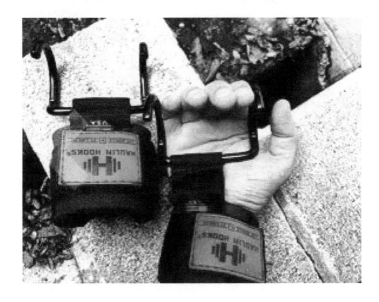

Fig. 64 Los ganchos de Haulin ahorran los dedos. Imagen de la web.

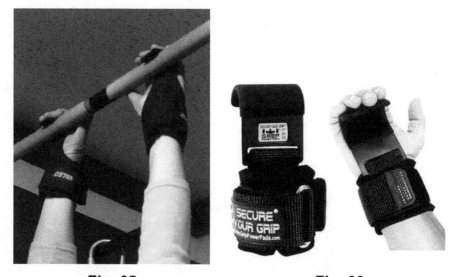

Fig. 65   **Fig. 66**

Más ganchos para colgar en la muñeca. Imágenes de la web.

Hacer tu Propia Barra Colgante

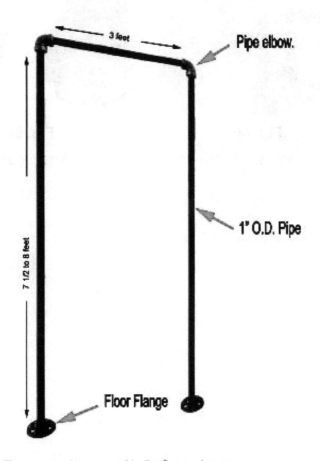

A free-standing hanging bar design.
A small stool may be used to reach the bar.

3 feet

Pipe elbow.

1" O.D. Pipe

7 1/2 to 8 feet

Floor Flange

Flanges may be screwed to the floor or beams.

Fig.67 Se puede construir una barra independiente de bajo costo a partir de materiales de tubería simples y comunes.

54

PARTE DOS
La Ciencia

Las páginas restantes están dedicadas a una mayor explicación de la ciencia detrás del programa de ejercicios. Presentan mi teoría de por qué el ejercicio de colgar restaura la salud del hombro y previene más lesiones. También pueden ser de interés para terapeutas, cirujanos y otros trabajadores de la salud. Parte de la información y las imágenes se repiten para enfatizar.

El Arco Coracoacromial (CA)

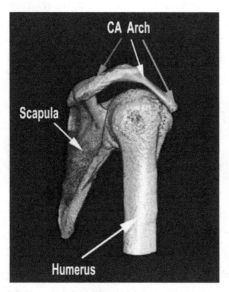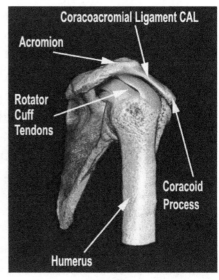

Fig. 68   Fig. 69

Fig.68 Es una tomografía computarizada con el sujeto sosteniendo el brazo a un lado. El arco CA consiste en el acromion, flecha roja; el ligamento coracoacromial, flecha blanca; y el proceso coracoideo, flecha verde. **Fig. 69** Los tendones del manguito rotador han sido añadidos por el artista. Debe ser fácil de entender desde la posición del arco CA que cubre las estructuras debajo de él, y si el cumplimiento / flexibilidad del arco no se mantiene mediante estiramientos repetidos colgando, puede contraerse y presionar el manguito rotador subyacente causando pinzamiento y desgarro dentro de los tendones. El arco CA se ha estirado colgando.

Es la contractura del arco CA la responsable de la mayoría de nuestros problemas con nuestros hombros. Es el arco CA, si no se estira por el uso del brazo sobre la cabeza, incluido un ejercicio colgante que se contraerá, presionando el manguito rotador causando irritación, inflamación, degeneración de los tendones y dolor. Debajo del arco CA está el espacio para los tendones del manguito rotador que levantan el brazo y un saco delgado de tejido llamado bolsa subacromial. Si este espacio se vuelve demasiado apretado, los tendones del manguito rotador que se mueven debajo de este arco CA se pellizcarán, lo que provocará varios grados de dolor e inflamación, degeneración y desgarro de los tendones, así como cierto grado de irritación de la bolsa subacromial. La bolsa se discutirá más adelante en el libro.

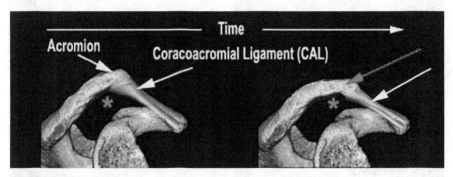

Fig. 70 La vida cotidiana del hombre moderno no brinda suficientes oportunidades para estirar adecuadamente esta parte importante del hombro, el arco CA. El ejercicio de colgar, usando la fuerza de la gravedad, proporcionará el estiramiento que revertirá el proceso que condujo a la deformidad. Colgar de un soporte aéreo es una actividad humana normal importante que el hombre moderno ha descuidado.

Otra Articulación en el Hombro: La Articulación Acromiohumeral

Nunca antes mencionado, se encontró otra articulación o articulación en el hombro haciendo la investigación para este libro, la "articulación acromiohumeral". Es una articulación "a tiempo parcial" que es una articulación solo cuando una persona eleva el brazo o cuelga de un soporte superior. Si busca en la web "acromiohumeral", encontrará que este término se aplica solo a un intervalo acromiohumeral sin mencionar una articulación acromiohumeral. Llamo a la articulación acromiohumeral una "articulación", ya que hay algunos otros términos que se pueden utilizar para describir una articulación de un hueso con otro. Cuando esta articulación se engancha colgando, el húmero superior se apoya sobre el acromion ejerciendo una fuerza de flexión hacia el acromion.

Es esta fuerza de flexión aplicada al acromion por el húmero la forma natural de restaurar y mantener la salud del hombro.

La Articulación Acromiohumeral

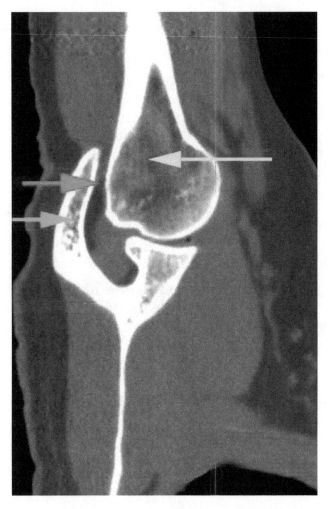

Fig. 71 La articulación acromiohumeral: flecha roja, el acromion: flecha verde, el húmero: flecha dorada. La articulación solo es visible mientras se eleva el brazo o se cuelga de una barra. El húmero se apoya y dobla el acromion.

Vista de Primer Plano

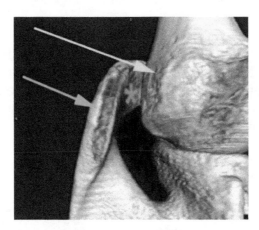

Fig. 72 Vista cercana de la articulación acromiohumeral (asterisco rojo) durante el colgado simulado. Flecha amarilla, húmero.

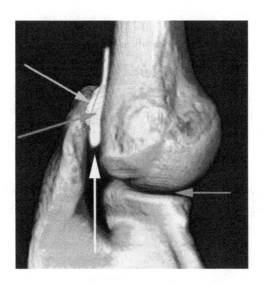

Fig. 73 Contenido de la articulación acromiohumeral (representación del artista). La bolsa subacromial: fleche rosa, ligamento el coracoacromial: flecha de agua, la articulación glenohumeral; flecha roja, espacio articular acromiohumeral: flecha blanca.

La Articulación Acromiohumeral: Vista de Rayos X

Para ver la articulación acromiohumeral mientras se levanta el brazo, un sujeto se sentó mientras el técnico tomaba un video de rayos X del sujeto levantando y bajando el brazo enfocándose en el espacio entre el acromion y el húmero. Los resultados de este esfuerzo se ven en las imágenes a continuación.

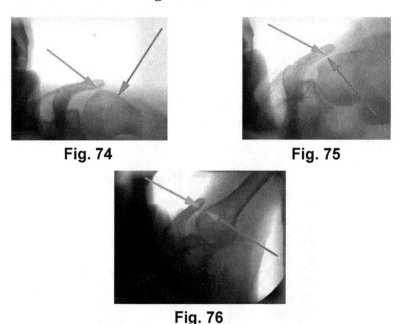

Fig. 74   **Fig. 75**

Fig. 76

Como puede ver en esta serie de imágenes, el lado del húmero (flechas rojas) se mueve gradualmente a una posición debajo del acromion para apoyarse contra el acromion (flechas verdes) levantando y doblando gradualmente esta estructura. Cuando cuelgas, esta fuerza de flexión aumenta enormemente y, por lo tanto, mantiene el espacio entre estas dos estructuras evitando el síndrome de choque subacromial, las roturas del manguito rotador y el hombro congelado. En las **Figs. 75** y **76**, el espacio entre las flechas es la articulación acromiohumeral. Vide www.kirschshoulder.com o YouTube en "Dr. John Kirsch.

La articulación acromiohumeral es un tipo diferente de articulación. No hay cartílago articular como en las articulaciones sinoviales del cuerpo: la cadera, la rodilla, la articulación glenohumeral del hombro, las articulaciones de los dedos, el tobillo, etc. La bolsa subacromial y el ligamento coracoacromial proporcionan la lubricación y el cojín necesarios al colgar y elevar el brazo. La articulación es transitoria y solo está presente mientras se eleva el brazo o se cuelga de un soporte superior.

Las dos Articulaciones Principales en el Hombro

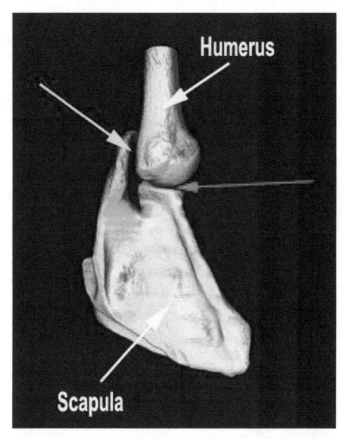

Fig.77 Vista de tomografía computarizada. Flecha amarilla, la articulación acromiohumeral; flecha roja, la articulación glenohumeral.

El Intervalo Acromiohumeral:
Vista de Rayos X

Los textos médicos estándar explican y discuten el intervalo acromiohumeral. Nunca se ha mencionado previamente una articulación acromiohumeral. A continuación se muestran imágenes de rayos X del intervalo acromiohumeral. Este intervalo es el espacio entre el acromion y la cabeza humeral como se ve en una radiografía como en las imágenes de la página siguiente.

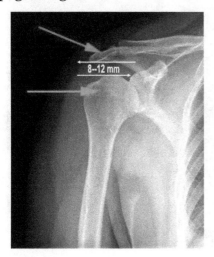 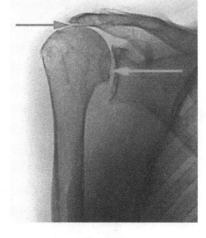

Fig. 78 **Fig. 79**

Fig.78 Intervalo acromiohumeral normal. Flecha roja, acromion; flecha verde, húmero. El espacio entre las líneas blancas es el intervalo acromiohumeral. La distancia de intervalo normal es de aproximadamente **8-12** mm o **3/8** ". Normalmente, el manguito rotador ocupa el intervalo acromiohumeral.

Fig.79 Cuando se rompe el manguito de los rotadores, el húmero se mueve hacia arriba estrechando el intervalo acromiohumeral (flecha roja) distorsionando la articulación glenohumeral (GH) (flecha verde). Esto conduce a la osteoartritis de la articulación glenohumeral. Imagen adaptada de la web.

Vista de Tomografía Computarizada del Hombro en una Posición Colgante Simulada

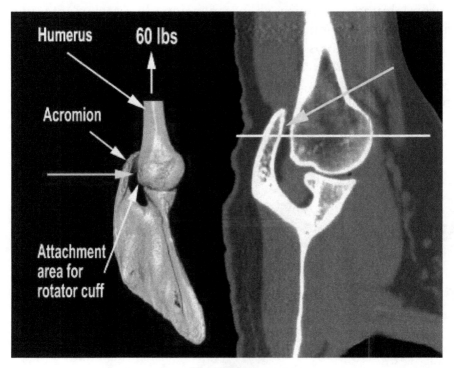

Labels in image: Humerus, 60 lbs, Acromion, Attachment area for rotator cuff

Fig.80-81

Dos imágenes de exploración lateral de tomografía computarizada del hombro en la posición simulada para colgar con el sujeto con un peso de 60 libras. A la izquierda está la imagen esquelética en 3D, a la derecha está la imagen sagital de CT o "corte". Observe cómo se coloca el húmero para apoyarse y ejercer una fuerza de flexión en la parte del acromion del arco CA. La imagen axial de la **Fig. 83** a continuación se tomó del nivel indicado por la línea de referencia blanca horizontal en la **Fig. 81** de arriba. Flechas amarillas, la articulación acromiohumeral.

Cortar o Imágenes Axiales

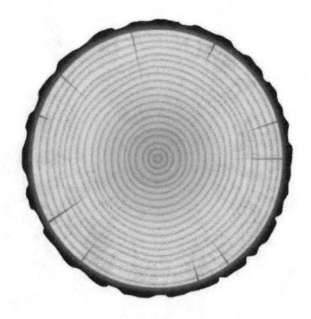

Fig. 82 Rebanada de un árbol. Imagen adaptada de la web.

Las imágenes en las páginas siguientes son vistas "en corte" o "axiales" del hombro de las tomografías computarizadas. Compárelos con esta rebanada de un árbol.

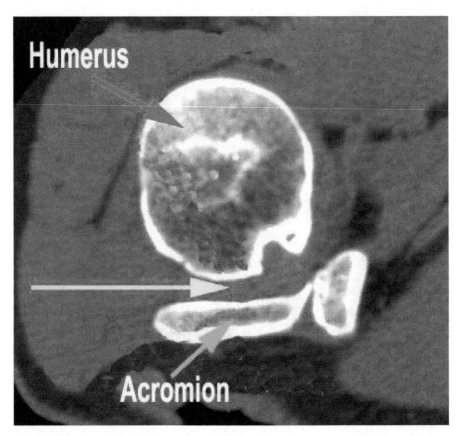

Fig. 83 Esta es una imagen axial o de "corte" hecha del hombro izquierdo en la posición colgante vista desde arriba. El nivel de esta imagen está referenciado en la **Fig. 81** arriba por la línea blanca horizontal. Observe el espacio (flecha amarilla) entre el húmero (flecha azul) y el acromion (flecha verde). Este espacio está ocupado por el ligamento coracoacromial (CAL) y partes del saco bursal que facilita el movimiento entre el húmero y el arco CA. Este espacio es la articulación acromiohumeral (flecha amarilla).

La Bolsa Subacromial

Como se mencionó anteriormente en el libro, se discutirá la bolsa debajo del acromion. La bolsa subacromial es una estructura en forma de bolsa, en su mayoría de paredes delgadas y vacías, que ayuda a que el húmero y el acromion suprayacente se deslicen suavemente cuando se levanta el brazo. En la imagen a continuación, el artista pintó la bolsa y el ligamento coracoacromial (CAL) para mostrar su posición.

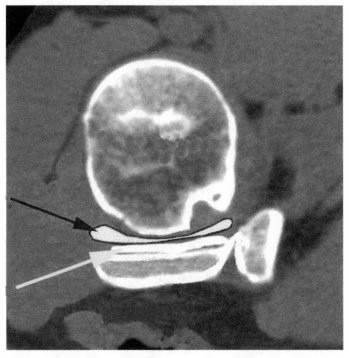

Fig.84 La misma imagen que en la **Fig. 83**, que muestra el contenido de la articulación acromiohumeral con la bolsa subacromial y el tejido del ligamento coracoacromial pintado por el artista. Flecha negra, bolsa subacromial; flecha amarilla, ligamento coracoacromial (CAL). La bolsa en su mayoría vacía contiene una pequeña cantidad de líquido seroso. La bolsa y el ligamento proporcionan la lubricación para la articulación acromiohumeral.

Una nota sobre estas imágenes de cortes del hombro tomadas en la posición de colgar a nivel de la articulación acromiohumeral. Cuando estudie estas imágenes, imagínese sentado y levantando el brazo izquierdo a la altura completa o colgando de una barra. Entonces descubrirá que su escápula con el acromion está detrás del húmero y el húmero (parte superior del brazo) está delante del acromion. Estás mirando una rebanada de tu hombro.

Cirugía de Descompresión Subacromial

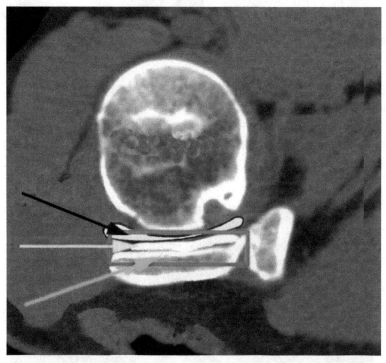

Fig.85 Se eliminan los tejidos dentro del rectángulo rojo. Parte de la bolsa subacromial, flecha negra; el ligamento coracoacromial, la flecha amarilla y parte del acromion, la flecha verde se eliminan durante la cirugía de descompresión subacromial (SAD). Esta cirugía elimina las partes más importantes de la articulación acromiohumeral.

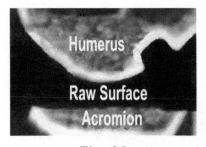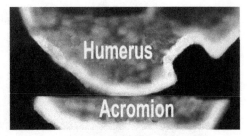

Fig. 86   **Fig. 87**

Después de la cirugía de descompresión subacromial (SAD), el acromion queda con una superficie bruta sin la bolsa o el ligamento coracoacromial para la lubricación. Luego, el acromion y el húmero migran juntos, causando dolorosa molienda y falla de la cirugía de descompresión subacromial (SAD).

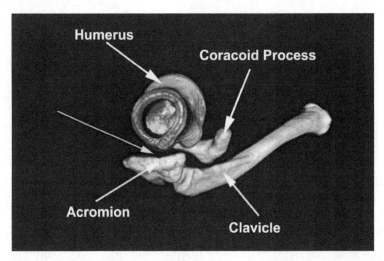

Fig. 88 La imagen muestra la apariencia del hombro izquierdo visto desde arriba en la posición colgante con el sujeto mirando hacia adelante. La imagen se tomó de un estudio de tomografía computarizada de un sujeto con un peso de tracción de 60 libras sobre la cabeza para simular la posición de suspensión. La mayor parte del húmero se ha eliminado mostrando solo la parte superior del húmero que presiona la parte del acromion del arco CA. Observe donde el húmero casi toca el acromion. Este espacio constituye la articulación acromiohumeral (flecha amarilla).

72

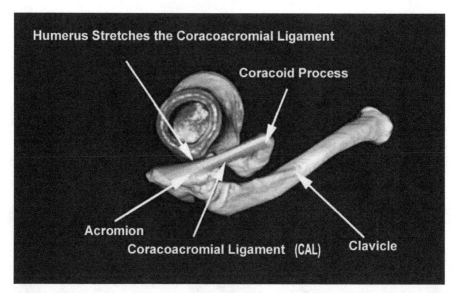

Humerus Stretches the Coracoacromial Ligament

Coracoid Process

Acromion

Coracoacromial Ligament (CAL)

Clavicle

Fig. 89 Esta es la misma imagen que la Fig. 88. con la parte del ligamento coracoacromial (CAL) del arco CA agregado por el artista. El CAL (ligamento) conecta el acromion y el proceso coracoideo completando el arco CA. Durante el ejercicio de suspensión, este ligamento se estira junto con el resto del arco CA. La CAL tiene una inserción amplia en la superficie inferior del acromion que bien puede servir como superficie lubricante cuando, de hecho, los estudios del tejido CAL han encontrado que la inserción del ligamento en el acromion tiene algunas de las propiedades del cartílago articular. La articulación acromiohumeral está comprometido con la elevación del brazo o colgando.

Tomografía Computarizada del Hombro: Vista Frontal

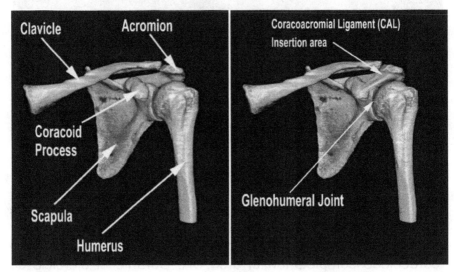

Fig. 90   Fig. 91

The CAL el ligamento coracoacromial (CAL) ha sido agregado por el artista. Tenga en cuenta el área de inserción para el ligamento. La CAL tiene una inserción amplia debajo del acromion. Esto permite que el ligamento alivie el movimiento del húmero debajo del acromion.has a broad insertion beneath the acromion. This allows the ligament to ease the motion of the humerus beneath the acromion.

Doblar el Acromion Colgando

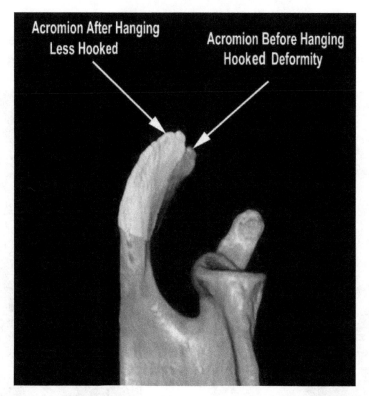

Fig.92 Puede corregir la deformidad enganchada del acromion colgando. Concepción del autor (representación del artista) de cómo el acromion flexible puede doblarse por la fuerza de la gravedad para remodelar gradualmente, proporcionando más espacio debajo del arco CA para el manguito de los rotadores. Se corrige la deformidad enganchada del acromion (acromion amarillo).

Elevación del Brazo versus Colgar

Aunque la elevación del brazo activa completa ayuda a levantar el arco CA, la elevación del brazo más completa se logra colgando.

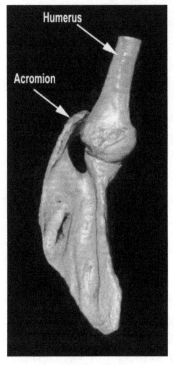
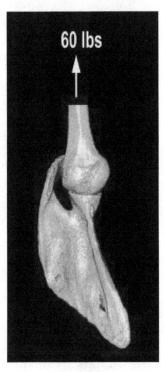

Fig. 93   **Fig. 94**

Imágenes de TC en 3D realizadas con el sujeto en el escáner de TC. La vista es desde el lado de un hombro derecho. A la izquierda hay una imagen con el sujeto en el escáner levantando el brazo con el máximo esfuerzo. A la derecha hay una imagen creada con el sujeto con un peso de 60 libras para simular colgar. Observe la elevación del brazo más completa en la imagen de la derecha. Es esta posición de estiramiento al colgar la que aplica una fuerza de remodelación o remodelación al acromion.

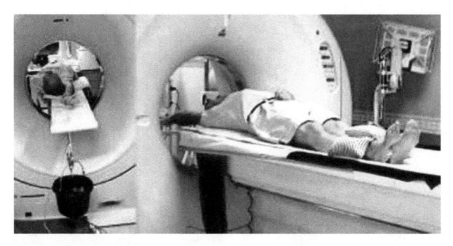
Fig. 95 El sujeto acostado en decúbito supino en el escáner CT.

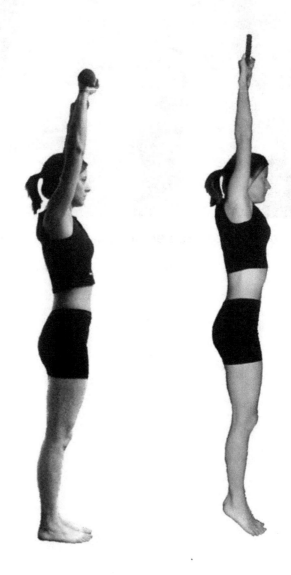

Fig. 96 Modelo que demuestra la elevación del brazo hacia adelante en lugar de colgar. Una vez más, tenga en cuenta la elevación del brazo más completa con el colgante.

La Articulación Acromiohumeral: Vistas de Tomografía Computarizada Mientras se Cuelga

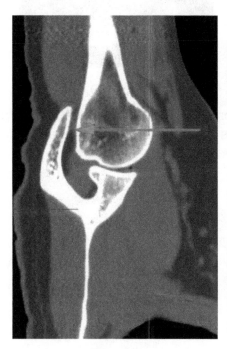
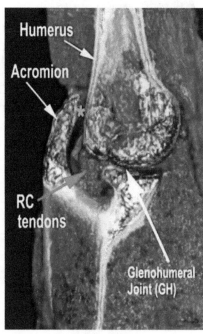

| Fig. 97 | Fig. 98 |

En la Fig. 97 flecha roja, la articulación acromiohumeral. En la **Fig. 98** (exploración de tejidos blandos), observe la posición segura de los tendones del manguito de los rotadores (RC) y cómo el hueso del húmero se inclina sobre el acromion. El húmero que presiona el acromion dobla gradualmente el acromion creando más espacio para los tendones del manguito rotador (flecha roja). El asterisco verde indica la articulación acromiohumeral.

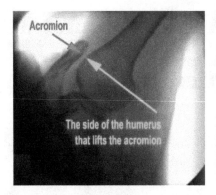

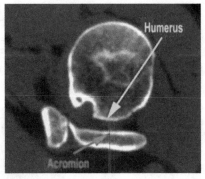

Fig. 99   **Fig. 100**

A la izquierda, un video de rayos x. Imagen de TC axial / corte a la derecha. El espacio entre las flechas en ambas figuras es la articulación acromiohumeral.

Encontrar la CAL

Capturar una imagen del ligamento coracoacromial (CAL) con un equipo de exploración es extremadamente difícil. El ligamento es bastante delgado, está hecho de tejido blando y se encuentra en un plano oblicuo. La mayoría de los archivos de tomografía computarizada guardados en instalaciones de radiología guardan solo las imágenes de corte vertical y horizontal. Sin embargo, utilizando programas de imágenes digitales en 3D de "Volumen" más potentes, es posible rotar y diseccionar digitalmente el esqueleto y los tejidos blandos para encontrar el ligamento coracoacromial en vistas oblicuas. Si busca en la web y en los libros de texto, no encontrará imágenes similares del ligamento, lo que hace que estas imágenes sean únicas. Las siguientes dos imágenes muestran los resultados de mi búsqueda de la CAL.

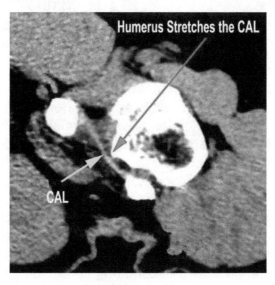

Fig.101 Esta imagen de corte se tomó de un estudio de tomografía computarizada del hombro derecho del sujeto en la posición simulada para colgar. El ligamento coracoacromial (CAL) se encontró en su plano oblicuo junto con la imagen del húmero al presionar y estirar el ligamento durante el ejercicio de suspensión.

81

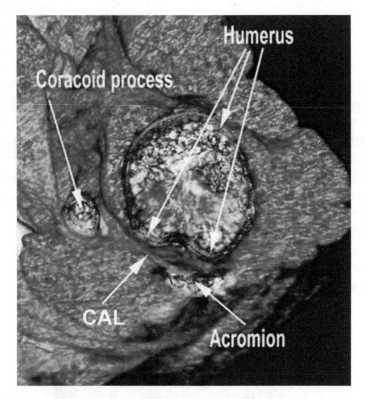

Fig.102 Esta imagen de corte de tejido blando se creó a partir de una tomografía computarizada de un sujeto en la posición simulada de suspensión. El programa de edición de CT se configuró para mostrar tejidos blandos (músculos, ligamentos) y la imagen de volumen se cortó en el plano del ligamento coracoacromial (CAL). Tenga en cuenta que el húmero mientras se cuelga está posicionado para estirar el ligamento coracoacromial adyacente (CAL) y doblar el acromion. Como la parte del ligamento del arco es tejido blando, es muy difícil capturarla con rayos X o tomografías computarizadas. Sin embargo, con una cuidadosa disección digital de la imagen de tomografía computarizada con un editor de imágenes de volumen, como puede ver aquí, es posible.

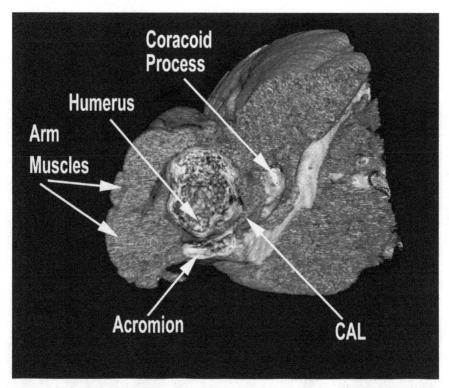

Fig. 103 Mirando abajo. Otra vista del ligamento coracoacromial. Desde arriba.

El Húmero Dobla el Acromion Mientras Cuelga

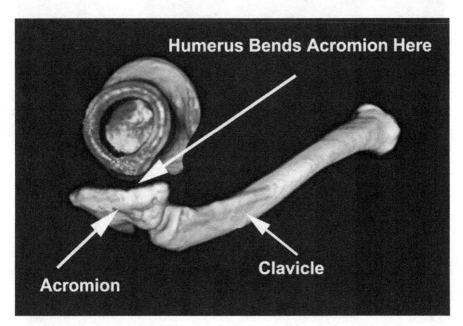

Fig.104 Imagen de arriba que muestra cómo el húmero se apoya y dobla el acromion mientras cuelga. No entenderás de inmediato esta imagen. Estás mirando tu hombro izquierdo desde arriba mientras estás colgado. Cuando cuelgas, tu omóplato, la escápula con el acromion, está detrás del húmero. Incluso podría ser más comprensible si piensas en ser otra persona parada sobre ti mirando tu esqueleto.

El Péndulo Humano

La ligera oscilación o balanceo que ocurre cuando una persona se baja de un taburete para alcanzar y colgarse de una barra superior podría dar la idea de que podría haber una rotación excesiva dentro del hombro que podría dañar el manguito de los rotadores. La rotación excesiva puede causar "choque interno" del manguito de los rotadores. La única "articulación" que puede girar cuando cuelgas es la articulación superior, la muñeca. Es imposible que se produzca una sobrerotación o impacto interno en el hombro mientras se cuelga de un soporte superior. Este efecto se ve en la **Fig 104**.

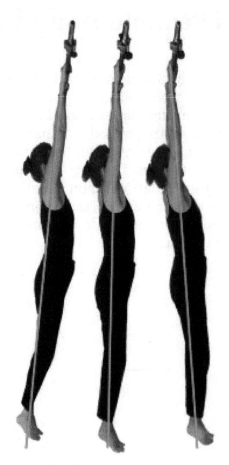

Fig. 105 La ligera oscilación o balanceo que ocurre cuando una persona se baja de un taburete para alcanzar y colgarse de una barra superior podría dar la idea de que podría haber una rotación excesiva dentro del hombro que podría dañar el manguito de los rotadores. La rotación excesiva puede causar "choque interno" del manguito de los rotadores. La única "articulación" que puede girar cuando cuelgas es la articulación superior, la muñeca. Es imposible que se produzca una sobrerotación o impacto interno en el hombro mientras se cuelga de un soporte superior. Este efecto se ve en la figura **105**.

Músculos Estirados Mientras Cuelga

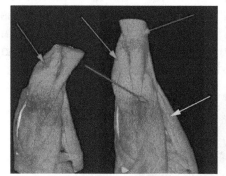 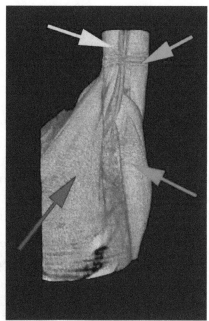

Fig. 106   Fig. 107

Imágenes de tomografía computarizada capturadas con ajuste de tejido blando. En la **Fig. 106** mientras levanta el brazo y cuelga. A la izquierda, elevación simple del brazo, a la derecha, colgando. La elevación del brazo es mucho más completa mientras se cuelga. Flechas verdes, deltoides; flecha azul, dorsal ancho; flecha roja, tríceps; flechas amarillas, músculos pectorales. En la **Fig. 107**, vista frontal: flecha azul, músculos pectorales; flecha amarilla, bíceps; flecha verde, tríceps; flecha roja, dorsal ancho. No solo se ven afectadas las estructuras esqueléticas, sino que muchos músculos y otros tejidos blandos se estiran. El ejercicio colgante y el levantamiento de pesas devuelven estos músculos a una condición saludable y robusta.

Colgando de la Columna Vertebral

Cada vez que estás erguido, de pie o sentado, la gravedad tira de tu columna vertebral. Con el tiempo, el poder de la gravedad empuja las vértebras hacia abajo y comprime los discos. Como resultado, su altura en realidad disminuye a medida que envejece. Colgarse de una barra superior revierte los efectos de la gravedad que descomprime la columna vertebral y, con el tiempo, puede evitar más lesiones destructivas del disco. También fortalece los músculos centrales de la espalda. Te sugiero que cuelgues de un bar todos los días, no solo por tus hombros, sino también por tu columna vertebral. A menudo, mientras cuelgas, sentirás un "estallido" en tu columna vertebral. La tensión en la espalda se está aliviando.

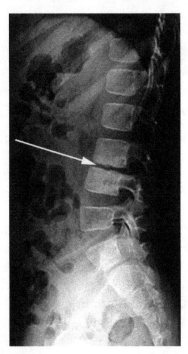

Fig.108 Disco lumbar estrecho (flecha blanca). Imagen adaptada de la web.

La Importancia de Colgar A Través de las Edades

Brevemente, los antropólogos que estudian la historia del hombre están bastante seguros de que el hombre ancestral fue una criatura que pasó gran parte de su tiempo en el bosque y sería considerado arbóreo, balanceándose y colgando de los árboles. La disminución del uso general de los brazos puede estar relacionada con la epidemia actual de enfermedad degenerativa del hombro. La investigación muestra que la incidencia de problemas en el hombro, específicamente la enfermedad del manguito rotador se limita en gran medida al hombre y rara vez se encuentra en los simios. Esto puede ser el resultado del abandono del brachiation del hombre. La evidencia indica que balancearse, colgar y trepar siguen siendo ejercicios importantes para el mantenimiento del hombro.

Una de las actividades de juego importantes para los niños en los EE. UU., Los bares de monos se han declarado demasiado peligrosos y se han eliminado gradualmente de la mayoría de los parques infantiles y abandonados en la educación física. Del mismo modo, la mayoría de los centros de entrenamiento físico modernos ignoran los movimientos de las manos. Esto fue un enorme error; A los niños les encantaron las barras de mono. Eran importantes para el desarrollo de la parte superior del cuerpo.

Cuando una persona cuelga de un soporte superior, no solo está estirando el arco de CA. Hay muchos otros ligamentos, músculos y articulaciones del hombro y entre el hombro y el tórax que, por su propia posición en el cuerpo humano, deben estirarse hasta el límite mientras cuelgan. Trata tus hombros y columna vertebral; ¡Ve a buscar un buen árbol para moverte!

Una vez más, los videos de las tomografías computarizadas realizadas durante la investigación para este libro que muestran el hombro giratorio en la posición de suspensión, con y sin músculos y ligamentos, y otras imágenes a todo color tomadas de los estudios de tomografía computarizada están disponibles en www.kirschshoulder.com o YouTube

Los terapeutas y los médicos pueden proporcionar muchos tratamientos útiles para sus hombros. Pero solo a ti; Al hacer los ejercicios presentados en este libro, puede remodelar y fortalecer sus propios hombros para recuperar y mantener la actividad normal sin dolor del hombro. Todas las personas, tanto jóvenes como mayores, deben hacer los ejercicios regularmente para mantener sus hombros sanos y prevenir las deformidades que causan dolor y lesiones en el hombro. Se pueden instalar barras colgantes en muchos lugares públicos (salones de aeropuertos, paradas de autobús) para que todas las personas puedan restaurar y mantener la salud de sus hombros. Busque un objeto para colgar: ¡no será una búsqueda fácil! El hombre es un verdadero braquiador. Debes braquiar; o, al menos, simule la braquiación colgándose con frecuencia de una barra superior y levantando pesas ligeras hasta una posición totalmente elevada para mantener la salud de los hombros.

¡Una vez más, el ejercicio de colgar no es una panacea! El ejercicio para colgar no se recomienda para personas con hombros inestables o dislocados, con salud física precaria o con osteoporosis severa (huesos frágiles). Si tiene dolor en el hombro que no se explica durante varias semanas, es aconsejable obtener un diagnóstico de su médico.

Epílogo

Una vez más y finalmente llegamos a la articulación que con el tiempo ha llamado poca atención porque se muestra solo en ciertas posiciones (como colgar) y en ciertas imágenes radiográficas como las tomografías computarizadas en este libro. Nunca antes ha sido fotografiado. Esta es la articulación acromiohumeral. Si bien esto no se ha reconocido históricamente como una articulación "verdadera" como las articulaciones glenohumeral y acromioclavicular, la cadera y la rodilla; Su aparición durante el ahorcamiento establece su existencia, aunque transitoria. Esta articulación es tan importante como cualquier otra articulación en el cuerpo humano.

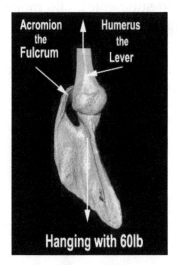
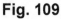

Fig. 109

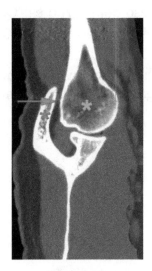

Fig. 110

En la **Fig. 109,** el esqueleto del hombro visto mientras cuelga. El húmero sirve como una palanca que se apoya y dobla el acromion, el punto de apoyo, manteniendo el espacio entre el húmero y el acromion, y el peso del cuerpo colgando produce la elevación máxima del brazo. En la **Fig. 110**, flecha roja, la articulación acromiohumeral; asterisco verde, el húmero; y asterisco rojo, el acromion.

Con el tiempo, llegué a la conclusión de que la articulación acromiohumeral es la clave del éxito del ejercicio colgante. Fue Arquímedes quien dijo: "Dame una palanca el tiempo suficiente y un punto de apoyo sobre el cual colocarla, y moveré la tierra". El programa de suspensión dice: "Dame una palanca del tamaño correcto y haré que los tejidos de los hombros vuelvan a la normalidad." Al colgar, el húmero se convierte en la palanca, el acromion se convierte en el punto de apoyo, y el peso del paciente proporciona la fuerza para producir la elevación del brazo completo. **Es la articulación acromiohumeral la que mantiene la salud del hombro.**

Los terapeutas han descubierto que los pacientes progresan más rápidamente cuando hacen ejercicios activos. Al colgar, el paciente controla su nivel de tolerancia al dolor. Colgar proporciona la posición correcta de palanca y punto de apoyo y el peso del cuerpo es "QS" (Cantidad suficiente). ¿Lo mejor que se puede decir sobre el ejercicio colgante? ¡Es gratis!

Y ahora concluyo con una mirada final sobre cómo el ejercicio colgante restaura el hombro sin cirugía.

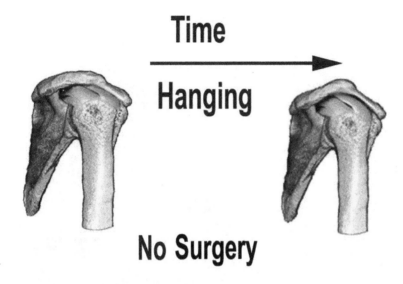

Time

Hanging

No Surgery

Fig. 111 El ejercicio colgante, con el tiempo, restaura el hombro sin píldoras, terapia o cirugía. El acromion que usa la Ley de Wolff se dobla gradualmente hasta una configuración normal, y el ligamento coracoacromial se estira aliviando la presión y la inflamación en los tendones del manguito rotador.

Esta es la Solucion & Prevencion de la
Mayoria de los Problemas
de
Dolor de Hombro

Bibliografia

1. Kottke, F.J., Pauley, D.L., Ptak, R.A., "The rationale for prolonged stretching for correction of shortening of connective tissue," *Arch Phys Med Rehabil*. 1966:47:347.0.

2. Wolff, Julius, *Das Gesetz der Transformation der Knochen*, August Hirschwald, Berlin, 1892.

3. Ziegler, D.W., Matsen, F.A. III, Harrington, R.M., "The superior rotator cuff tendon and acromion provide passive superior stability to the shoulder." Submitted to *J Bone Joint Surg*. 1996. P 32